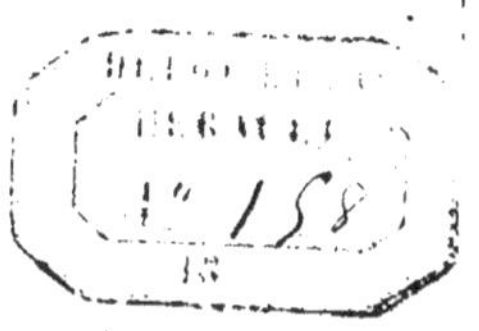

ÉTUDE

SUR LA

PARAPLÉGIE DANS LA PNEUMONIE

Par Jean BOURGUET

DOCTEUR EN MÉDECINE

Ancien Interne des Hôpitaux d'Oran,
Ancien Interne à l'Hôpital d'Avignon et à la Maternité de Vaucluse.

MONTPELLIER
TYPOGRAPHIE ET LITHOGRAPHIE BOEHM ET FILS
ÉDITEURS DU MONTPELLIER MÉDICAL, DE LA REVUE DES SCIENCES NATURELLES,
IMPRIMEURS DE LA GAZETTE HEBDOMADAIRE DES SCIENCES MÉDICALES
1884.

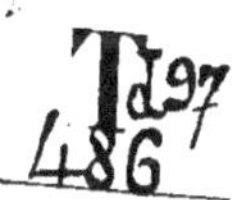

ÉTUDE

SUR LA

PARAPLÉGIE DANS LA PNEUMONIE

Par Jean BOURGUET

DOCTEUR EN MÉDECINE

Ancien Interne des Hôpitaux d'Oran,
Ancien Interne à l'Hôpital d'Avignon et à la Maternité de Vaucluse.

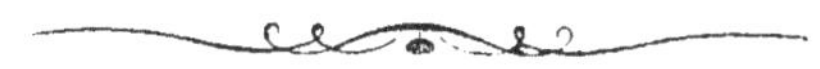

MONTPELLIER
TYPOGRAPHIE ET LITHOGRAPHIE BOEHM ET FILS
ÉDITEURS DU MONTPELLIER MÉDICAL, DE LA REVUE DES SCIENCES NATURELLES,
IMPRIMEURS DE LA GAZETTE HEBDOMADAIRE DES SCIENCES MÉDICALES
1884.

A LA MÉMOIRE DE MON PÈRE

A MA MÈRE

A mon Oncle, le Dr BOURGUET, d'Aix

A TOUS MES PARENTS

J. BOURGUET.

A MON EXCELLENT MAITRE

Monsieur le Docteur CARRE

Médecin en Chef de l'Hôpital d'Avignon.

A Monsieur le Dr FONTENEAU

Médecin en Chef des Hôpitaux d'Oran.

J. BOURGUET.

A MON PRÉSIDENT DE THÈSE

Monsieur le Professeur CASTAN

A Monsieur le Professeur GRASSET

A MES MAITRES

DES HOPITAUX D'ORAN ET D'AVIGNON

J. BOURGUET.

A MES AMIS

J. BOURGUET.

INTRODUCTION.

—

Pendant le courant de notre internat, à l'hôpital d'Avignon, nous avons eu l'occasion d'observer, chez un vieillard, une paraplégie survenue dans la période de résolution d'une pneumonie; l'autopsie nous fit constater une méningite spinale suppurée, limitée à la région lombaire. Le fait nous parut curieux ; car si nous connaissions la méningite cérébrale ou cérébro-spinale comme une des complications admises de la pneumonie, le cas de l'inflammation se bornant à une partie des enveloppes de la moelle nous était absolument inconnu ; c'est ce qui nous a donné l'idée d'en faire le point de départ de notre Thèse.

Cependant ce n'a pas été sans hésitation que nous avons abordé un pareil sujet : la rareté des faits et des observations publiées, le silence sur ce point de certains de nos auteurs classiques, les doutes, les objections et même les négations de certains autres, tout cela constituait pour nous autant de difficultés qui nous faisaient sentir notre faiblesse, et auxquelles nous n'avions à opposer que notre inexpérience.

Néanmoins, laissant de côté toute prétention, il nous a paru intéressant, au point de vue de notre instruction personnelle, de voir ce qui avait paru sur cette question, quels étaient les auteurs qui s'en étaient occupés, et quel était leur avis, au point de vue pathogénique, sur les observations publiées. C'est ce qui nous a déterminé à persister dans le choix de notre sujet, quoiqu'il réclamât certainement des lumières beaucoup plus étendues, une compétence beaucoup plus grande que les nôtres.

Nous prierons seulement nos Juges de vouloir bien accorder toute leur indulgence à cette étude, forcément incomplète et imparfaite, étant donné surtout le peu de ressources bibliographiques dont nous avons pu disposer à Avignon, et les motifs qui, en nous retenant à notre poste, nous ont empêché de venir puiser, autant que nous l'aurions voulu, à la bibliothèque de notre Faculté.

Si nous avons écrit en tête de ces quelques pages : *De la paraplégie*, c'est qu'elle nous a frappé, en tant que phénomène principal, dans les observations que nous rapportons. Dans certains cas, elle s'est montrée seule ; dans les autres, la paralysie a présenté une marche progressive ; mais c'est toujours la paraplégie qui a constitué l'accident le plus saillant, c'est elle qui a débuté et qui s'est montrée la plus tenace ; car, s'il y a eu guérison, ce sont les membres inférieurs, les premiers atteints, qui ont été aussi les derniers à recouvrer la motilité. Enfin, en ajoutant : *dans la pneumonie*, nous avons voulu réunir toutes les paraplégies, malgré la variété du moment de leur apparition, au début, dans le cours, ou dans la convalescence de la pneumonie.

Quant à la division de notre sujet, nous n'avons pas voulu, dans notre premier chapitre d'Historique, nous borner la paraplégie ou à la paralysie ascendante progressive. Il nous a paru intéressant d'étudier la paralysie, accident ou complication de la pneumonie, dans toutes ses formes et dans toute la variété de ses manifestations ; aussi passerons-nous en revue ce qui a été écrit sur les paralysies locales ou de voisinage et les hémiplégies, et les explications qu'on a données de leur production.

Entrant ensuite plus spécialement dans notre sujet et nous limitant à la paraplégie, nous reproduirons les quelques observations, déjà publiées, que nous avons pu réunir, et notre observation personnelle.

Dans le chapitre suivant, nous verrons les diverses théories pathogéniques qui ont été émises, et, sans avoir le moins du monde la prétention de nous poser comme arbitre dans une question aussi délicate, nous dirons quelle est celle qui paraît réunir, pour nous, les plus grandes chances de probabilité et de vraisemblance.

Enfin, en quelques lignes, nous énoncerons les Conclusions qui paraîtront pouvoir être tirées de cette étude.

Avant de terminer, qu'il nous soit permis de témoigner toute notre gratitude à notre excellent Maître, M. le Dr Carre, dont la bienveillance et la sympathie ne nous ont jamais fait défaut, et dont l'aide et les conseils ont considérablement facilité notre tâche.

Nous ne pouvons encore qu'exprimer notre reconnaissance à MM. les professeurs Castan et Grasset, qui ont bien voulu nous aider de leurs conseils, et à MM. les Drs Pamard et Cassin, qui ont eu l'obligeance de mettre leur bibliothèque à notre entière disposition.

Enfin nous ne saurions oublier nos excellents Collègues, MM. Capoulade et Marty, dont l'amitié n'a pas reculé devant des recherches bibliographiques souvent infructueuses et, par suite, décourageantes.

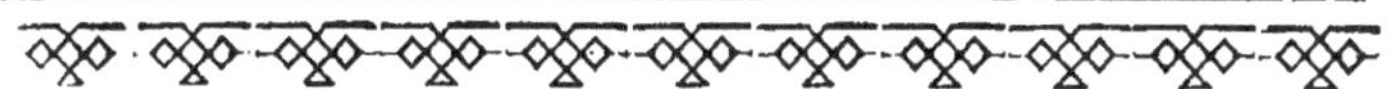

ÉTUDE

SUR

LA PARAPLÉGIE DANS LA PNEUMONIE

HISTORIQUE.

On a voulu remonter jusqu'à Hippocrate pour trouver les premières notions des paralysies qui surviennent dans la pneumonie. Voici l'aphorisme sur lequel on s'est appuyé pour justifier cette manière de voir : « Quand le poumon est enflammé, conjointement avec le cœur, le malade devient paralytique de tout le corps et meurt le deuxième ou le troisième jour[1] ».

Les premiers commentateurs d'Hippocrate, Duretus, Jacotius, Hollerius, sont tous unanimes à reconnaître que cet aphorisme caractérise les paralysies qui surviennent dans l'inflammation du poumon. Duretus cite, à ce propos, l'observation d'une femme qui était affectée de toux et qui fut prise d'une paralysie de la main droite et de la jambe gauche.

Dehaën, qui cite cet aphorisme[2], l'applique aussi aux paralysies dans les phlegmasies thoraciques.

Jenner signale également la paralysie pneumonique et en donne les mêmes explications que Jacotius.

[1] Hippocrate ; Prénotions Coaques, n. 401.
[2] Dehaen ; Ratio medendi, tom. I, 1761.

Bellini[1] disserte sur le passage d'Hippocrate et fait remarquer que le divin Vieillard ne dit pas s'il y a paralysie du bras ou de tout un côté du corps. Il incline du côté de la paralysie de voisinage, sans nier la possibilité de la paraplégie en pareil cas.

On peut se demander si Hippocrate n'a pas eu seulement en vue la résolution générale qui survient à la période ultime des affections thoraciques, et qui est le résultat du défaut d'oxygénation du sang, comme nous verrons le fait signalé plus tard par Huxham. En effet, nous remarquons qu'Hippocrate dit expressément : « le malade meurt le deuxième ou le troisième jour ». Or, ce membre de phrase a été omis par Imbert-Gourbeyre[2], qui veut voir dans ce passage d'Hippocrate une véritable paralysie pneumonique.

Le passage suivant n'est pas plus explicite : « *Durissimæ autem et vehementissimæ tusses erant quæ ad partium siderationes deducebant* ». Il s'agit bien là de paralysie des membres ; mais de quelle nature ? Est-elle due à une complication cérébrale ?

Van Swieten, commentateur de Boerhaave, paraît se rattacher à cette dernière explication : « Il est constant, dit il[3], que dans le cas d'une violente pneumonie, le sang se ramasse presque tout autour du ventricule droit, qu'il n'y a seulement qu'un peu de la partie la plus ténue de ce fluide qui soit exprimé dans le ventricule gauche, et qu'en outre il ne peut revenir du cerveau par les veines, ce qui produit nécessairement la compression de ce viscère. On voit assez pourquoi les malades sont privés de tout mouvement dans le cas dont il s'agit. »

En résumé, il nous semble que rien ne prouve qu'Hippocrate ait reconnu les paralysies de la pneumonie.

1 Bellini ; Opuscula practica : De morbis pectoris, 1718.

2 Imbert-Gourbeyre ; Recherches historiques sur les paralysies consécutives aux maladies aiguës (*Gaz. médic. de Paris*, 1863, pag. 517).

3 Traité de la péripneumonie, traduit du latin des Aphorismes de Boerhaave commentés par V. Swieten, par Paul. Paris, 1760.

Avicenne, d'après Imbert-Gourbeyre [1], aurait décrit avec une précision remarquable les paralysies éloignées qui se développent dans les affections thoraciques; c'est aussi l'opinion de Landouzy [2] : « Avicenne, dit-il, dans plus d une occasion, rattache aux affections de poitrine certaines paralysies étendues, parfois même généralisées ». — Voici le passage même d'Avicenne, que chacun pourra apprécier ; en parlant des suites de la pleurésie, il dit : « *Sed quandoque mollificatur vel paralyticatur membrum* ». Quoique le mot *membrum*, comme le veut Imbert-Gourbeyre, puisse être employé d'une manière générique, y a-t-il lieu de voir dans cette ligne une description d'une paralysie éloignée, généralisée, d'une paraplégie? Cela ne paraît pas être l'opinion de Gübler [3], car, après avoir cité Galien, Boerhaave, Hoffmann, Sauvages et Bosquillon, il ajoute : « La science n'enregistrait toujours que des paralysies de voisinage, et il fallait arriver à Huxham pour trouver signalés de semblables accidents, dont le siège fût plus éloigné de la maladie première ».

Les paralysies locales, ou de voisinage, avaient été beaucoup mieux étudiées, et dès la plus haute antiquité. Le passage suivant de Galien [4] renferme un exemple frappant de ce genre de paralysies et en même temps l'explication qu'il a donnée du fait : « Un autre (individu), qui entrait en convalescence d'une violente péripneumonie, éprouvait de la gêne de la sensibilité des parties postérieure et interne du bras, et également dans la plupart des parties de l'avant-bras jusqu'à l'extrémité des doigts ; quelques-uns même des doigts étaient lésés dans leurs mouvements. Il arriva, chez cet individu, que les nerfs des premier et

[1] Imbert-Gourbeyre ; *loc. cit.*

[2] Des paralysies consécutives aux maladies aiguës.

[3] Gübler ; Mémoire sur les paralysies consécutives aux maladies aiguës (*Arch. générales de Médecine*, 1860).

[4] Galeni Opera, tom. VIII, pag. 255.

second espaces intercostaux furent lésés : le premier de ces nerfs, remarquable par sa grandeur, s'enfonce très avant, uni à celui qui le précède, mais partagé en beaucoup de ramifications, que nous avons vues dans les dissections, et dont quelques-unes arrivent jusqu'à l'extrémité des doigts par la région interne de l'avant-bras ; le second nerf, qui est ténu et n'est uni à aucun autre, se dirige sous le derme, vers le bras, à travers l'aisselle, se ramifiant dans le derme de la région interne et postérieure du bras. Notre homme guérit promptement par l'application d'un médicament à l'origine des nerfs des premier et second espaces intercostaux. »

Schenk et Périlhe ne font que rapporter l'observation de Galien.

Il en est de même de Tissot[1]. « La compression, dit-il, que les nerfs éprouvent par l'enflure de quelque partie enflammée peut encore produire des accidents nerveux, et c'est sans doute de quelque circonstance de cette espèce que dépendait la paralysie du bras gauche que Galien observa après une forte inflammation de poitrine, mais qui fut très passagère.

Quoiqu'on ne puisse pas affirmer qu'il soit question d'une pneumonie, nous pouvons citer l'observation de Pigray[2], qui raconte avoir eu une affection de poitrine tres grave dont il fut longtemps malade ; il cracha longtemps et crut y avoir laissé un poumon tout entier : « Ma seule consolation, dit-il, était d'en être quitte pour un poumon, comme encore ne sais ce qu'il en est, bien est vrai qu'il m'est toujours demeuré une douleur sourde et une faiblesse au bras du côté malade ».

Dans les *Institutions médicales* de Boerhaave, Baglivi, qui sont cités par Imbert-Gourbeyre, nous n'avons rien trouvé qui se rapportât à notre sujet. Il en est de même dans la *Médecine raisonnée* d'Hoffmann.

[1] Tissot ; Traité des nerfs, tom. II, pag. 268.

[2] Pigray ; Épitome des préceptes de Médecine et de Chirurgie. Lyon, 1516.

Cependant, dans le *Traité de la péripneumonie* de Boerhaave, commenté par Van Swieten, nous trouvons les lignes suivantes [1] : « La faiblesse où ils sont réduits (les malades) est portée si loin, que j'ai vu un jeune homme extrêmement fort ne pouvoir seulement remuer la main dès le commencement du deuxième jour d'une péripneumonie très mauvaise ».

Huxham est considéré par Gübler [2] comme ayant décrit le premier les paralysies qui se développent loin du siége de la maladie primitive. Voici comment s'exprime le célèbre médecin anglais [3] : « Dans quelques péripneumonies très violentes où les deux lobes des poumons sont très fortement enflammés et obstrués, il survient une faiblesse immédiate et extrême, accompagnée d'une inexprimable anxiété, d'oppression à la poitrine, d'un pouls petit, faible, tremblant, de froideur des extrémités, de sueurs gluantes, froides et partielles ; les yeux sont fixes et enflammés, la figure marbrée et presque livide ; tous ces symptômes sont bientôt suivis de délire, de stupeur, et j'ai vu dans quelques cas, rares à la vérité, une paraplégie complète »

Un exemple se trouve plus loin sous sa plume : « Il arrive quelquefois, ajoute-t il, qu'au commencement de la péripneumonie, la douleur de côté cesse, ce qui peut arriver quand l'inflammation du poumon est si grande que peu de sang passe du ventricule droit du cœur au ventricule gauche et que l'aorte n'est qu'à moitié pourvue de sang ; de sorte que, les forces de la nature succombant sous ce manque de sang, tout tend à une stagnation générale, et les malades deviennent pour ainsi dire insensibles, ou, comme le dit Arétée, ne se plaignent de rien, quoique leur pouls soit intermittent et leurs extrémités froides. J'ai vu plusieurs cas de ce genre : Il y a environ quatre ans, un M. Cam, marin, fut saisi d'une paraplégie complète, vers le

[1] *Loc. cit.*, pag. 176.
[2] *Loc. cit.*
[3] Huxham ; Essai sur les fièvres.

neuvième jour d'une pleuro-pneumonie, et environ vingt-quatre heures avant sa mort ».

Il est évident que la description que donne Huxham des accidents qu'il a observés rappelle beaucoup les phénomènes que l'on observe dans les affections pulmonaires intenses : phtisie, catarrhe suffocant, croup, etc..., accidents paralytiques qui sont dus à l'asphyxie, au défaut d'oxygénation du sang, et qui se rapprochent de l'état de paralysie apparente et d'anesthésie qui se produisent à la suite de l'asphyxie par le sulfure de carbone ; or, ce n'est pas là la vraie paralysie, celle dont nous nous occupons ; mais, d'un autre côté, les quelques mots qu'il ajoute à la fin de son tableau symptomatique, et son observation, nous paraissent trop nets et trop explicites pour qu'on puisse lui refuser le mérite d'avoir reconnu ces paralysies.

Boyle[1] disait : « Une toux violente, née du poumon et se communiquant à la tête, peut amener la perte de l'intelligence et de la mémoire, comme nous l'avons observé plusieurs fois, et aussi la paralysie des mains et des autres membres. »

L'École de Stahl mettait la pneumonie parmi les causes d'apoplexie.

Dehaën, pour expliquer les paralysies des extrémités supérieures dans la colique du Poitou, en appelait, comme comparaison, à celles qui surviennent dans les phlegmasies thoraciques, et, à ce sujet, il publie trois observations.

Dans la première, il s'agit d'une femme de 70 ans, toussant depuis longtemps, qui fut saisie, dans le côté gauche de la langue, de spasme, de douleur vive, et enfin de paralysie ; ces phénomènes variaient avec l'abondance de l'expectoration, et durèrent pendant six mois.

Dans la seconde, c'est une femme de 60 ans, souffrant d'une toux sèche et pénible, qui fut atteinte de paralysie du côté gau-

[1] De utilitate philos. naturalis.

che de la langue, sans spasme et sans douleur. Elle fut atteinte d'un commencement d'apoplexie, ou plutôt d'une stupeur cérébrale, qui fut suivie d'une paralysie de tout le côté gauche du corps.

Enfin, dans le troisième cas, un homme âgé de plus de 60 ans avait souffert, trois mois avant, d'une pneumonie qui ne s'était pas résolue ; il était tourmenté par une toux sèche, et l'expectoration était difficile ; il fut alors atteint d'une légère attaque d'apoplexie, après laquelle le côté gauche de la langue, le bras et le pied du même côté furent complètement paralysés.

Voilà donc une observation de paralysie de voisinage, et deux observations de ces hémiplégies pneumoniques, que, plus tard, Lépine devait étudier particulièrement.

Il existe aussi dans Dehaën une observation de Maloët, où l'on pourrait reconnaître, avec un peu de bonne volonté, la paralysie des membres inférieurs. Il s'agit d'un homme, Antoine Moreau, âgé de 28 ans, et entré le 13 décembre 1760 à l'hôpital de la Charité. Il était affecté d'une toux très fréquente ; l'expectoration était abondante, les crachats jaunâtres, sales, purulents, souvent même plus ou moins teintés de sang ; la voix était rauque, très faible, le pouls petit, presque nul ; les forces étaient prostrées et le décubitus dorsal. Les bras furent d'abord atteints, non pas seulement de parésie, mais d'une véritable paralysie ; ils restaient absolument inertes le long du corps du malade. Plus tard, il survint de la diarrhée, en même temps qu'une grande faiblesse et un sentiment de froid dans les extrémités.

En tout cas, si par ces mots : *Debilitatis et extremorum sensus frigoris*, on peut ne pas reconnaître les extrémités inférieures, il faut cependant admettre que Dehaën se sépare des observateurs précédents, qui ont bien vu sans doute la paralysie, la résolution, l'affaiblissement des membres, mais sans chercher ou sans pouvoir établir une différence dans les divers sièges de ces paralysies. Dès Dehaën, cette distinction est faite, et cet au-

teur établit une transition naturelle entre les anciens, vagues et diffus, et les auteurs qui vont suivre et chez lesquels le terme paraplégie est nettement employé.

Dans Portal[1], ce terme est courant, presque classique, si je puis dire. Il raconte qu'un homme, qui mourut de pneumonie, avait été affecté, pendant le cours de sa maladie, d'engourdissement et de diminution de la sensibilité dans les extrémités inférieures. Plus loin, il ajoute avoir vu plusieurs péripneumoniques qui, après avoir éprouvé des mouvements involontaires, comme convulsifs, dans les extrémités supérieures, avaient eu de la peine à les mouvoir, étant devenues engourdies et comme insensibles ; et les mêmes effets avaient eu lieu quelquefois dans les membres inférieurs.

Enfin, pour la première fois, nous trouvons mentionnées dans Portal des lésions trouvées à l'autopsie, et pouvant expliquer les accidents qu'il décrit. Ainsi, dans son Mémoire de l'Académie des Sciences, en 1789, il s'exprime ainsi : « On trouve fréquemment le cerveau plus ou moins engorgé de sang, et même, quelquefois aussi, la moelle épinière, chez des sujets qui ont éprouvé pendant la maladie la résolution des extrémités supérieures et inférieures. J'ai trouvé aussi des eaux épanchées dans le cerveau et dans le crâne, ainsi que dans le canal vertébral de quelques sujets qui avaient éprouvé l'inflammation du poumon la mieux marquée, et par les symptômes de la maladie et par l'ouverture du corps. »

Ainsi, nous voyons déjà signalées, dès cette époque, deux lésions sur lesquelles nous reviendrons dans notre chapitre de Pathogénie.

J. Frank[2], qui reproduit Portal et parle aussi des paralysies de la péripneumonie, dit, à propos des lésions anatomiques : « L'encéphale et le canal vertébral présentent souvent des con-

[1] Portal ; Cours d'anatomie médicale, tom. III, pag. 219.

[2] Pathologie médicale, tom. IV, pag. 185, art. *Péripneumonie.*

gestions sanguines, et quelquefois un épanchement de sérosité», et il cherche à en donner l'explication en se basant sur la disposition anatomique des vaisseaux de la région : «Les poumons étant soumis à une forte inflammation et leur parenchyme rempli d'une lymphe facilement coagulable, le ventricule droit du cœur doit nécessairement éprouver une grande difficulté à pousser le sang dans les artères des poumons. Ce point accordé, il suit nécessairement que la veine cave ne peut se décharger qu'avec une peine extrême dans l'oreillette droite du cœur ; et comme la veine cave ascendante reçoit la veine azygos, et celle-ci presque toutes les veines intercostales, il faut absolument qu'il se fasse dans la colonne vertébrale une congestion sanguine ; de là vient que les parties de cette colonne qui reçoivent des nerfs, ou languissent, ou sont frappées de paralysie. J'explique par un mécanisme analogue les congestions sanguines de l'encéphale qui accompagnent les pneumonies.»

Ainsi, le fait est bien établi ; il est devenu vulgaire pour ainsi dire ; il figure parmi les complications de la pneumonie, au même titre que les complications du côté du foie, des intestins, des reins, etc..., auxquelles les anciens faisaient jouer un grand rôle. Il est même probable que, pour accepter et établir ce fait comme ils l'ont fait, ces auteurs ont dû s'appuyer sur leurs devanciers, et il est possible qu'en fouillant dans les écrits antérieurs on trouvât une certaine quantité de faits venant à l'appui de leur expérience personnelle et justifiant encore davantage leur manière de voir. Malheureusement c'était pour nous une œuvre de trop longue haleine, et nous avons dû nous borner à parcourir les ouvrages les plus saillants.

Avant J. Frank, Récamier voyait dans la péripneumonie une cause de paralysie. Avant lui aussi, dans le chapitre *Apoplexie* et *Paralysie* de Storth et Colin [1], nous trouvons ces quelques

[1] Storth et Colin, Observationes circà morbos acutos, an 2, tom. I.

lignes : « Plusieurs malades (paralytiques) furent tourmentés en même temps par une toux violente :.... souvent, quand l'expectoration était abondante, on remarquait que les mouvements revenaient en partie dans les membres paralysés. Il n'était pas rare, quand la poitrine était complètement débarrassée et que la toux avait disparu, de voir la paralysie disparaître également... Quand la toux et la fièvre avaient cessé, que la respiration était libre, si la paralysie ne s'amendait pas, alors il fallait recourir aux remèdes âcres..... Par cette méthode (fumigations, excitants), sur trente-six malades que j'ai soignés en automne ou en hiver, trente-trois ont guéri ; un homme de 64 ans, très affaibli, ne put se débarraser de sa toux, et mourut suffoqué. Deux femmes qui avaient été délivrées de leur toux virent leur paralysie s'améliorer beaucoup, mais elles ne purent jamais s'en débarrasser complètement. » Même en admettant que, dans ce nombre, plusieurs faits ne puissent pas rentrer dans le cadre des paralysies, ou des paralysies de la pneumonie, on voit néanmoins combien cette citation vient à l'appui de ce que nous disions plus haut.

Depuis Frank jusqu'au Mémoire de Gübler, rien de bien marquant n'a été écrit sur ce sujet. On trouve bien quelques observations, mais publiées, pour ainsi dire, en passant, et sans qu'on paraisse y prêter une bien grande attention.

Ainsi Raikem [1] public le cas d'une femme âgée de 44 ans qui, après un érysipèle, fut prise d'une fièvre aiguë, avec dyspnée, expectoration sanguinolente et douleurs latérales à la poitrine, surtout à gauche ; ces symptômes persistaient depuis six jours, lorsque la malade fut admise à l'hôpital : respiration fréquente, oppression considérable, toux provoquant parfois la nausée. Le neuvième jour, les membres du côté droit sont entièrement privés de la faculté de se mouvoir, mais non de celle de sentir ; elle est morte le vingtième jour.

[1] Raïkem ; Répertoire d'anatomie, tom. IV, 1826.

En 1827, parut le Traité d'Ollivier (d'Angers[1]), qui avait certainement une notion précise des paraplégies qui peuvent survenir dans la pneumonie, puisque, revenant sur les théories pathogéniques et les explications de Portal et de Frank, c'est-à-dire sur l'idée de congestion, il insiste sur l'influence qu'exercent les fonctions pulmonaires sur la circulation rachidienne. Il cite en outre deux observations que nous reproduirons plus loin, et sur lesquelles, par conséquent, nous ne nous arrêterons pas davantage.

Chauffard[2] a relaté un fait personnel de paralysie locale ou de voisinage. Il s'agit d'une paralysie du bras droit survenue le onzième jour d'une pneumonie ; l'observation date de 1821.

Après les auteurs que nous venons de passer en revue, on n'est pas peu étonné, en arrivant à Macario, de le voir annoncer une nouvelle espèce de paralysie, la paralysie pneumonique, qu'il n'a vue, ajoute-t-il, mentionnée nulle part, tant chez les anciens que chez les modernes ; ce qui prouve dans quel oubli était tombée cette étude après le dix-huitième siècle, et le peu d'attention qu'on y portait.

Quoi qu'il en soit, Macario (de Nice), en 1850, publia, dans le *Bulletin de Thérapeutique*, deux observations de paralysie des membres inférieurs, paralysie à marche ascendante et survenue pendant la convalescence d'une pneumonie ; nous ne faisons, pour le moment, que les mentionner, devant les reproduire *in extenso* dans le chapitre suivant.

En 1853, dans sa *Clinique rurale* sur la pneumonie[3], il parle des complications nerveuses de cette maladie.

En 1859, dans une lettre publiée dans l'*Union médicale* du 8 novembre, il cite de nouvelles observations.

Enfin, attaqué vivement par les médecins italiens, il défend

[1] Traité des maladies de la moelle épinière, 1827.

[2] Chauffard ; Œuvres de médecine pratique, 1848

[3] *Moniteur des Hôpitaux*, février 1853.

ses opinions dans son *Traité des paralysies dynamiques*. Là, il résume les deux observations parues déjà dans le *Bulletin de Thérapeutique*, et cite deux autres cas. L'un se rapporte à un jeune homme de 20 ans qui fut atteint, dès le début, d'une pneumonie du côté droit, d'une hémiplégie incomplète, développée du même côté que la lésion pulmonaire : celle-ci guérit assez vite, mais l'engourdissement et la faiblesse persistèrent encore longtemps. Dans le second, il s'agit d une femme de 66 ans qui, à la suite d'une pneumonie droite, vit survenir une paralysie du bras droit, paralysie qui fut surtout marquée dans les extenseurs, et qui persista aussi fort longtemps, après la résolution de la maladie primitive.

L'auteur rapporte tous ces faits à la pneumonie, mais sans insister autrement sur leurs relations. Quant à la nature qu'il accorde à ces paralysies, le titre de son livre l'indique assez ; du reste, dans un chapitre suivant, il ajoute que ces paralysies sont indépendantes de toute lésion, purement fonctionnelles, c'est-à-dire que les muscles ont perdu l'aptitude motrice, l'aptitude de se contracter sous l'influence de l'excitation nerveuse.

Le travail de Macario fit peu de bruit en France, où il fut reçu, sinon avec hostilité comme en Italie, du moins avec indifférence. C'est à peine si l'on mentionne la paralysie pneumonique ; c'est ainsi que nous la trouvons simplement citée par Alquié[1], qui la range dans la classe des paralysies sympathiques et la rapproche des paralysies sympathiques des vers intestinaux, des lésions du tube digestif, des organes urinaires, de la grossesse, etc.

Il faut arriver jusqu'à Gübler pour trouver une étude sérieuse sur ce sujet. Le savant professeur, en effet, lui consacre un chapitre spécial dans son Mémoire sur les paralysies consécutives aux maladies aigües[2].

[1] *Annales cliniques de Montpellier*, 1855, tom. III, pag. 71.

[2] Gübler ; *loc. cit.*

S'aidant des faits notés par les anciens, depuis Galien jusqu'à Huxham, et des observations de Macario, Landry, Pidoux et Leudet, il traite d'abord des paralysies de voisinage survenant dans les régions voisines du poumon malade ou dans les organes ou les membres siégeant du même côté que la lésion pulmonaire. Outre le cas déjà cité de Macario, dans lequel la paralysie se localisa dans le bras gauche, et le fait de Pidoux, où l'on voit, dans la convalescence d'une pneumonie gauche, la paralysie débuter par le moteur oculaire commun, puis envahir la langue et le pharynx, pour s'étendre de là aux membres inférieurs et supérieurs ; outre ces deux faits, disons-nous, et sans insister autrement sur ses observations personnelles, il dit qu'il a vu plusieurs fois la sensibilité obtuse et le mouvement engourdi seulement dans le membre correspondant au côté atteint de pleuro-pneumonie ; mais cet état n'allait pas, chez ses malades, jusqu'à constituer une paralysie confirmée.

Passant ensuite à l'étude des paralysies ascendantes, progressives, et après avoir cité les faits déjà publiés, il rapporte deux cas de paralysie, consécutifs : le premier, à une pneumonie de la base droite ; le second, à une pneumonie double. Dans les deux cas, la paraplégie domina et fut complète ; on ne constata que de l'affaiblissement dans les membres supérieurs. Dans une troisième observation, il s'agit encore d'une pneumonie double, en pleine convalescence ; mais la paralysie présenta des irrégularités dans sa marche et dans son siège : elle débuta par la vue, pour s'étendre ensuite aux membres, surtout à la jambe gauche et à la main droite.

Disons d'abord qu'au point de vue pathogénique, Gübler n'émet aucun doute sur la relation qui existe entre la pneumonie et la paralysie, et sur l'influence que la première peut exercer sur la seconde ; aussi cherche-t-il à l'expliquer, après avoir toutefois réfuté l'opinion d'après laquelle la paralysie serait imputable à la diphtérie venant compliquer une plaie de vésicatoire.

Pour les paralysies de voisinage, Gübler paraît disposé à admettre une action réflexe partant des nerfs du poumon et se répercutant, par l'intermédiaire des centres nerveux, sur les nerfs vasculaires de la région, principalement sur les vaso-constricteurs; il y aurait ischém'e par acte réflexe. Cette théorie lui paraît rendue probable par la précocité des accidents, qui se montrent, en général, au début ou en plein cours de la lésion pulmonaire. Cependant il ne se prononce pas catégoriquement et parle aussi d'une dérivation puissante, amenée par la phlegmosie thoracique et intéressant certains nerfs cérébraux ou médullaires. La paralysie du membre supérieur correspondant au côté malade pourrait être encore, dit-il, d'origine purement sympathique, ce qui expliquerait sa disparition, le plus souvent assez rapide.

Quant aux paralysies ascendantes et progressives, survenant presque toujours dans la période de résolution, ou même pendant la convalescence, il les assimile, pour la pathogénie, aux paralysies pouvant se manifester à la suite de toutes les maladies aiguës, c'est-à-dire qu'il repousse toute idée de lésion; pour lui, la paralysie est périphérique et locale et non d'origine centrale; seulement il lui reconnaît deux facteurs : l'asthénie, qui constituerait l'imminence morbide, et à laquelle il accorde la plus grande influence, et une cause occasionnelle, qui souvent nous échappe, mais qui peut être constituée par une indigestion, une émotion morale, une fatigue, un refroidissement.

Partant de cette idée étiologique, il conclut, pour le traitement, à une nourriture réparatrice, l'emploi des toniques, des stimulants, auxquels on pourra joindre l'électricité.

A partir de 1860 jusqu'à nos jours, c'est la dernière étude que nous trouvions; depuis, rien n'a été publié sur cette question, et par là nous voulons parler des paralysies à forme paraplégique.

Gübler était cependant une trop grande autorité pour que son

Mémoire passât inaperçu; aussi s'en occupa-t-on, mais pour le combattre et réfuter les opinions de l'auteur ; non pas précisément qu'on niât l'existence de la paralysie, la chose, du reste, aurait été difficile, mais on refusait de voir entre elle et la maladie primitive un rapport de cause à effet.

C'est ainsi que Dechambre [1], dans une discussion à l'Académie, sans nier que la paralysie du sentiment et du mouvement puisse succéder à la pneumonie, paraît n'y voir qu'un fait de hasard, une coïncidence fortuite, et n'admet qu'un rapport éloigné, accidentel, exceptionnel.

Bergeron [2], à son tour, ne veut pas reconnaître entre les deux affections un rapport étiologique spécial.

Aussi, à partir de ce moment, la question retomba-t-elle dans l'oubli dont Gübler avait essayé de la tirer. Cependant plusieurs travaux furent écrits sur les paralysies consécutives aux maladies aiguës, mais ces diverses études portèrent surtout sur les paralysies de la diphtérie, de la fièvre typhoïde ou des fièvres éruptives.

Ainsi Brugnier [3], dans sa Thèse, ne fait que mentionner une observation de Macario, relative à la paralysie pneumonique.

Dans la même année, le Dr S. Barnier [4], dans sa Thèse pour l'agrégation, range dans les paralysies par altération du sang celles qui surviennent à la fin ou pendant la convalescence des maladies aiguës, et parmi ces dernières il cite la pneumonie. Pour lui, par conséquent, la cause de l'amyosthénie ne serait plus sous la dépendance du système nerveux, mais elle résiderait dans le muscle lui-même ; celui ci, ne recevant qu'un sang plus ou moins vicié ou altéré, et souffrant, par suite, dans sa nutrition et sa respiration, ne serait plus capable d'exécuter ses fonctions.

[1] *Gaz. hebdom.*, 1859, pag. 676.

[2] *Ibid*, pag. 710.

[3] Des paralysies essentielles consécutives aux maladies aiguës. Paris, 1860.

[4] Des paralysies musculaires. Paris, 1860.

« Dans les cas d'inflammation simple, ajoute-t-il, l'explication est difficile à donner ; cependant, si l'on songe que c'est le plus souvent à la fin des inflammations, qui, par elles-mêmes ou le traitement qu'on leur a opposé, ont affaibli l'organisme et créé une convalescence pénible, que les paralysies éclatent, on sera peut être porté à admettre que c'est à une altération du sang, à la diminution des globules, en particulier, qu'il faut rapporter l'amyosthénie. » Ces quelques lignes peuvent s'appliquer à la pneumonie ; mais l'auteur, en ne considérant que les accidents de la convalescence, n'a touché qu'à un côté de la question.

En 1863, Imbert-Gourbeyre[1], dans ses recherches historiques sur les paralysies consécutives aux maladies aiguës, consacre un chapitre spécial aux paralysies pneumoniques; mais c'est une étude purement d'intérêt bibliographique, sans appréciations personnelles et sans observations nouvelles.

Crisolle[2] ne considère la paralysie que comme un fait accidentel, comme une complication fortuite de la pneumonie.

Jaccoud [3] émet des doutes sur la nature et l'origine de ces paralysies, il en rapporte plusieurs à la diphtérie.

Nous trouvons, de temps à autre, sinon des observations complètes, au moins quelques cas mentionnés.

Ainsi Brown-Sequard, en relatant les faits de Macario, dit avoir vu un cas analogue, à Paris, à l'hôpital de la Charité ; le malade guérit en quelques semaines.

Griesinger [4], dans son *Traité des maladies mentales*, parle de deux cas de manie aiguë consécutive à une pneumonie ; dans le second il y eut, en même temps que la folie, une paralysie de la moitié gauche de la face, avec affaiblissement de tout le côté gauche du corps. Il mentionne les travaux et les faits de Jacobi,

[1] *Gazette médicale de Paris*, 1863, pag. 381.

[2] Traité de la pneumonie.

[3] Traité de la paraplégie, 1864.

[4] Traité des maladies mentales, 1865.

Thore, Snell, et ajoute que, dans plusieurs cas, la folie fut longue et s'accompagna de quelques symptômes de paralysie musculaire. Il admet comme probable qu'il y a alors des caillots sanguins dans les sinus, des inflammations cérébrales ou méningées localisées, qui peuvent disparaître peu à peu, tantôt complètement, tantôt d'une façon incomplète.

En 1867, Ollivier [1] observa dans le service de Tardieu un fait de paralysie généralisée, survenue pendant la convalescence d'une pneumonie

Nous avons déjà trouvé plusieurs exemples d'hémiplégie. Rostan [2] avait également signalé cet accident.

Charcot [3], à son tour, fut frappé, à la Salpêtrière, de cette coïncidence chez des vieillards, et c'est sous son inspiration que Lépine [4] écrivit sa Thèse sur l'*Hémiplégie pneumonique*.

Ses observations, au nombre de quatre, et portant toutes sur des vieillards, démontrent qu'on peut voir survenir, soit au début, soit dans le cours de la pneumonie, en l'absence de lésion organique grossière, des accidents apoplectiformes, à forme hémiplégique, accidents qui peuvent se développer brusquement ou être précédés de certains prodromes. Ainsi, dans ses deux premières observations, on nota, antérieurement aux troubles de la motilité, des troubles vaso-moteurs consistant en des alternatives d'algidité et de chaleur excessives dans les membres qui devaient être plus tard atteints de paralysie. Dans le troisième cas, ce fut le coma qui constitua le phénomène précurseur. Dans ces trois cas, on constata, à l'autopsie, l'athérome de certaines branches artérielles et l'obstruction partielle de quelques vaisseaux par un caillot fibrineux, sans cependant la moindre trace de ramollisse-

[1] Note de Landouzy ; *loc. cit.*

[2] Ramollissement du cerveau.

[3] Charcot ; Leçons cliniques sur les maladies des vieillards et les maladies chroniques.

[4] Lépine ; De l'hémiplégie pneumonique, 1870.

ment. Aussi Lépine n'hésite-t-il pas à mettre l'hémiplégie sur le compte de l'ischémie consécutive à cette obstruction, tout incomplète qu'elle ait été. Dans le cas où l'autopsie serait négative, il propose une théorie tendant toujours à expliquer l'hémiplégie par une ischémie cérébrale : une influence purement réflexe jouerait le rôle de cause occasionnelle de la paralysie, tandis que l'insuffisance de la circulation cérébrale consécutive à l'athérome, l'abaissement de la tension artérielle amené chez le pneumonique par l'état fébrile, l'abstinence, un certain degré de parésie cardiaque, l'appauvrissement du sang, constitueraient les causes prédisposantes.

Comme on le voit, Lépine laisse, ici, absolument de côté les hémiplégies organiques, c'est-à-dire consécutives à une méningite cérébrale. Cependant il les mentionne dans son article *Pneumonie* du *Dictionnaire de Jaccoud*, et cite même un cas observé dans le service de Jaccoud, et relaté brièvement dans la *Lancet*.

Après la Thèse de Lépine, viennent les travaux de Schneider et de Landouzy, et encore n'y trouvons-nous que peu de chose se rapportant à notre sujet.

Ainsi, Schneider[1] ne fait que rapporter une observation due au Dr A. Gomes de Valle[2] : Il s'agit d'un capitaine d'infanterie, âgé de 40 ans. En décembre 1859, il fut pris d'une pneumonie double. Entré en convalescence au mois de mars 1860, il fut pris, dans le courant d'avril, d'un affaiblissement des quatre membres, avec crampes et fourmillements dans les membres inférieurs. La paralysie augmenta peu à peu pendant quelque temps encore, puis tout à coup diminua et disparut enfin complètement dans le courant du mois d'août suivant.

Notons cependant, en passant, que, dans ces paralysies succédant à une affection aiguë, Schneider croit à une lésion, soit

[1] Paralysies consécutives aux maladies aiguës. Paris, 1877.

[2] Escholiaste medico, n. 122 et 123.

des centres nerveux, et alors il s'agit le plus souvent d'une congestion; soit des parties périphériques, musculaires. Nous devons ajouter que c'est surtout à propos de la fièvre typhoïde qu'il invoque cette dernière lésion.

Quant à Landouzy [1], dans sa Thèse sur les *Paralysies consécutives aux maladies aiguës*, il consacre, parmi ces dernières, un chapitre assez restreint à la pneumonie. Néanmoins il reconnaît que, pour rares que soient les paralysies consécutives à cette maladie, leur existence ne saurait être mise en doute et que leur apparition n'a pas plus lieu de surprendre dans une fébri-phlegmasie, dans une maladie générale, comme la pneumonie, que dans une fièvre éruptive. Mais cette affirmation ne s'applique guère qu'à l'hémiplégie, dont il donne même deux observations. Pour les paralysies à marche ascendante, il se montre beaucoup plus réservé ; parmi les faits de Macario, il en prend même deux, en même temps que le cas de Leudet, pour les attribuer à la diphtérie, qui serait venue s'implanter sur une plaie de vésicatoire. Nous dirons plus loin ce que nous pensons de cette manière de voir.

Nous avons trouvé dans le récent Traité de Leyden [2] quelques mots nous concernant. En effet, en parlant des maladies aiguës qui peuvent être suivies de paralysie, l'auteur consacre quelques lignes à la pneumonie ; et, après avoir cité Boerhaave et Hoffmann, Huxham, Macario et Leudet, il donne deux faits personnels : dans un cas, il nota une forte contracture dans le genou, avec amyotrophie ; dans l'autre, il survint une paralysie ascendante subaiguë. Malheureusement il n'en donne pas les observations ; c'est ce qui est arrivé, du reste, pour un certain nombre de faits qui sont ainsi restés à l'état de citations dans les auteurs. Cela prouve néanmoins qu'ils ne sont pas aussi rares qu'on a bien voulu le dire.

[1] Landouzy ; Des paralysies consécutives aux maladies aiguës.

[2] Leyden ; Traité clinique des maladies de la moelle épinière.

Les méningites cérébrales venant compliquer la pneumonie ont trop de rapport avec notre fait personnel pour que nous ne disions pas quelques mots sur ce qui a été écrit à ce sujet.

Cet accident n'est guère connu que depuis quelque temps, quoiqu'on puisse le voir dans certaines observations anciennes, notamment dans celle de Martinet et Parent-Duchâtelet [1] : Il s'agit d'un homme de 61 ans, qui fut apporté à l'Hôtel-Dieu pour une pneumonie n'offrant rien de remarquable et devant, suivant toutes les apparences, se terminer d'une manière heureuse, lorsque, le quatorzième jour, survint une perte complète de connaissance, avec dilatation des deux pupilles, strabisme de l'œil droit, spasmes continuels des membres, alternant avec un relâchement si complet, qu'il pouvait presque caractériser une paralysie complète ; le malade mourut deux jours après.

Quoi qu'il en soit, Grisolle signale l'infiltration purulente des méninges, qu'il a rencontrée huit fois à l'autopsie dans des cas de pneumonie avec délire.

Andral l'a rencontrée 6 fois sur 29, Chomel 5 fois sur 125, Briquet 6 fois sur 9 cas de pneumonie avec délire.

Durand-Fardel, quoique n'admettant pas la méningite vraie comme complication des phlegmasies thoraciques, reconnaît cependant avoir vu des traces manifestes d'irritation méningée.

Mais pour voir la méningite étudiée spécialement comme complication de la pneumonie, il faut arriver en 1873, à la Thèse de Verneuil [2]. Là, nous trouvons plusieurs observations de méningite cérébrale ou cérébro-spinale ayant donné lieu, comme symptômes les plus fréquents, à de la céphalalgie, du délire, des phénomènes oculo-pupillaires, des vomissements, et enfin se terminant par le coma et la mort.

[1] Recherches sur l'inflammation de l'arachnoïde.

[2] Verneuil ; De la congestion et de l'inflammation des méninges cérébrales et spinales dans la pneumonie. Paris, 1873.

Notons toutefois que, dans quelques cas, rien pendant la vie n'avait fait soupçonner la lésion. A l'autopsie, on trouva : tantôt une méningite franche de la convexité, tantôt une congestion des méninges, comme dans l'Observation II, tantôt une hémorrhagie méningée, comme dans l'Observation IV. L'auteur cherche à expliquer ces complications par une sorte d'hyperémie passive résultant d'une déplétion incomplète des veines du cerveau et des méninges.

Surugue [1] fournit encore, dans sa Thèse, de nouvelles observations.

Vers la même époque, Laveran[2], dans la *Gazette hebdomadaire*, rappelle les travaux de Verneuil et de Surugue, et résume les notions existantes sur ce point de pathologie.

En 1879, MM. Barth et Paulin [3] publient quatre observations: dans toutes on nota du délire, tantôt continu, tantôt alternant avec du coma, et dans trois cas ils remarquèrent la rigidité du cou, symptôme sur lequel ils insistent comme signe important de diagnostic.

Enfin, en 1882, Nauveck [4] donne une statistique d'après laquelle, de 1860 à 1879, sur 213 autopsies de pneumonie, on trouva 14 méningites suppurées.

Au total, la complication n'est pas commune, mais elle est reconnue et admise, et parfaitement placée sous la dépendance de la pneumonie.

Si nous laissons de côté la dernière partie de ce chapitre, nous voyons, en résumé, que la paralysie du cours ou de la convalescence de la pneumonie peut s'observer sous trois formes différentes : paralysie locale ou de voisinage, hémiplégie, et enfin paraplégie, ou paralysie ascendante à forme paraplégique. C'est

[1] De la méningite compliquant la pneumonie. Paris, 1875.

[2] *Gaz. hebdom.*, 1875.

[3] *Gaz. hebdom.*, 1879.

[4] *Revue de Hayem*, tom. XX, 1882.

cette dernière que nous avons principalement en vue et c'est à elle qu'appartiennent les observations que nous allons reproduire.

PREMIÈRE OBSERVATION (MACARIO, 1849[1]).

Jean Mulon, de Samerques (Cher), journalier, âgé de 49 ans, tempérament nerveux, constitution faible, mal logé et mal nourri, s'enrhuma au commencement de février 1850, et quelques jours après, il ressentit un violent point de côté sous le sein droit. Je fus appelé à lui doner des soins le 20 février, deux jours après l'apparition du point de côté. Je constate la présence du râle crépitant à la partie inférieure et postérieure du poumon droit, avec légère matité ; les crachats sont visqueux et sanguinolents, la langue est jaune, la soif vive, l'haleine d'une odeur particulière caractéristique, que j'ai remarquée mainte et mainte fois dans les fluxions de poitrine et que je signale en passant aux praticiens ; la fièvre est intense. Je lui pratique à l'instant une forte saignée et lui administre l'émétique d'après la méthode de Rasori.

Le sang est couenneux, et la potion a provoqué au début des vomissements et des selles bilieuses.

Le lendemain, le point de côté avait beaucoup diminué, et l'haleine caractéristique, dont j'ai parlé, disparu. Il y avait encore quelques crachats sanguinolents, le râle crépitant persistait.— Nouvelle saignée de 500 grammes environ ; continuation de la potion contro-stimulante.

12. Je constate une grande amélioration, les crachats sont redevenus muqueux, je ne perçois plus de râle crépitant. Je regarde mon malade comme en convalescence, mais, par précaution, je lui prescris encore 4 gram. d'oxyde blanc d'antimoine dans une potion gommeuse, à prendre par cuillerée, d'heure en heure.

15. On vient m'avertir que le malade a éprouvé une recru-

[1] Macario ; *Bulletin général de Thérapeutipue*, tom. XXXIX, pag. 543.

descence : en effet, ses pommettes sont rouges, la voix est rauque, la respiration est précipitée, la langue a de la tendance à se dessécher, l'auscultation fait entendre du râle sibilant à la partie postérieure des deux poumons, surtout dans le droit, où l'on perçoit quelques bulles de râle sous-crépitant et humide. Le malade a beaucoup sué dans la nuit ; le pouls bat 96 fois par minute. — Large vésicatoire sur l'omoplate droite ; continuation de la potion avec l'oxyde blanc d'antimoine.

18. Je revois le malade, il accuse une grande prostration. Sa voix est lente et très faible, la toux persiste. Il y a toujours du râle sous-crépitant à la partie postérieure du poumon droit. Le pouls est à 80 pulsations par minute. — Dans le but de relever ses forces abattues, je prescris un bouillon et fais continuer la potion avec l'oxyde blanc d'antimoine.

19. La voix est de plus en plus faible et cassée, la langue est rouge sur ses bords et blanche au milieu, elle tend à se dessécher ; le râle sous-crépitant a gagné du terrain, les crachats sont jaunes, épais ; le pouls est à 72 pulsations par minute. — Même prescription que la veille.

23. Le malade est très bien ; il est en pleine convalescence et commence à prendre quelques aliments.

30. Il n'y a plus la moindre trace de l'affection de poitrine, mais le vésicatoire au dos suppure toujours avec abondance ; la plaie est recouverte d'une exsudation blanche, et le malade accuse en même temps une lassitude dans les jambes et des fourmillements sous la plante des pieds et dans la paume des mains, qui l'incommodent beaucoup, et, de loin, il voit les objets doubles.

8 mars. La plaie du vésicatoire ne se guérit toujours pas ; au contraire, elle s'étend davantage, malgré tous mes efforts pour la faire sécher. La faiblesse des jambes augmente aussi, et les fourmillements ont envahi progressivement les membres inférieurs jusqu'aux aines et les supérieurs jusqu'aux épaules.

26. La plaie du vésicatoire va un peu mieux, mais elle est

loin d'être guérie. Un mois après, 26 avril, elle suppurait encore, malgré tous les moyens que j'ai employés pour l'amener à cicatrisation. En attendant, la faiblesse des membres allait toujours en augmentant de bas en haut, et aujourd'hui ils sont lourds, pesants et fléchissants sous le poids du corps : le malade dit qu'il lui semble avoir des jambes de coton ; il marche avec peine, pendant trois semaines, en s'appuyant sur un bâton ; les fourmillements ont gagné la totalité des membres, et, l'affaiblissement musculaire faisant toujours des progrès, de bas en haut, le malade est obligé de se servir de béquilles pour se transporter d'un lieu à un autre ; et enfin, au bout de quelques jours, il ne peut plus marcher du tout, et force lui est de s'aliter. Impossible de remuer les membres inférieurs, et si, après les avoir soulevés, on les abandonne, ils tombent comme des corps morts ; ils sont complètements paralysés. Les bras, quoique très faibles au point de ne pouvoir s'en servir pour manger, obéissent toujours, mais d'une manière vague et incertaine, à la volonté.

La sensibilité est parfaitement conservée, et les membres paralysés n'ont jamais été le siège d'aucun sentiment de froid. — Régime tonique.

Il resta dans cet état d'amyosthénie complète pendant un mois environ ; puis, une nuit, vers la fin du mois de mai, il éprouva une sensation de froid dans les jambes, au point de ne pas pouvoir les réchauffer, et le matin il commença à remuer un tant soit peu les pieds. L'amélioration alla toujours en augmentant, au point qu'au bout d'une quinzaine de jours il put se lever tout seul et marcher, et il ne tarda pas enfin à recouvrer l'usage complet de ses membres ; mais les fourmillements ont persisté jusqu'à la fin de juin, c'est-à-dire un mois environ après la guérison de la paralysie.

Ce malade n'a jamais éprouvé ni céphalalgie, ni douleurs d'aucune sorte, le long du rachis.

OBSERVATION II (MACARIO[1]).

Un tisserand de Jussy, nommé Beaufrère, âgé de 35 ans, d'un tempérament lymphatico-sanguin, d'une santé délicate, quoique fort en apparence, fut, le 24 mai 1850, à la pointe du jour, pris d'un long frisson, et, cinq à six heures après, d'un violent point de côté sous le sein gauche. Je fus appelé le 25. Le malade n'accuse qu'une légère céphalalgie ; la nuit qui vient de s'écouler a été très agitée ; la langue est couverte d'un enduit jaune, la soif est vive ; il a vomi ce matin une petite quantité de bile. La région épigastrique est embarrassée. La toux est assez fréquente, les crachats sanguinolents ; rien de bien tranché à l'auscultation. Pouls : 100 pulsations par minute. — Saignée du bras ; potion gommeuse avec 0,40 centigr. de tartre stibié, à prendre par cuillerées ; douze sangsues *loco dolenti* pour le lendemain matin.

26 mai. Le sang d'hier est couenneux, la potion stibiée a provoqué deux ou trois vomissements bilieux et sept à huit évacuations alvines ; les sangsues, au nombre de douze, qu'on a appliquées ce matin, ont très peu saigné. Aucune amélioration malgré ce traitement énergique ; la respiration est saccadée (48 respirations par minute), le point de côté et la toux persistent au même degré ; la nuit a été encore très agitée, les crachats sont visqueux et ne contiennent plus de sang. La percussion donne un son mat à la partie postérieure et moyenne du poumon gauche, et on y perçoit, dans une assez grande étendue, du ronchus grave et un bruit de frottement très prononcé. — Seconde saignée ; continuation de la potion contro-stimulante. Douze sangsues pour le lendemain matin.

29. Les sangsues prescrites pour le 27 n'ont pas été appliquées, et le malade est très mal aujourd'hui. Le point de côté

[1] Macario ; *Bull. général de Thérapeut. médicale et chirurgicale*, tom. XXXIX, pag. 545, 30 décembre 1850.

s'est très peu amendé ; la respiration est toujours oppressée, elle est à 48 par minute ; les crachats sont redevenus sanglants ; matité à la partie postérieure et inférieure du poumon gauche, où l'on perçoit du râle crépitant fin et sec. Le pouls est à 138 pulsations par minute, et ses battements sont comme dédoublés. — Troisième saignée ; potion avec 4 gram. d'oxyde blanc d'antimoine, à prendre par cuillerées.

30. Le sang d'hier est couenneux. En outre du râle crépitant fin et sec perçu hier, je constate de la matité, un bruit de souffle très prononcé et de l'égophonie à la moitié supérieure et postérieure du poumon droit : 44 respirations par minute ; narines sèches et pulvérulentes ; pouls à 116 pulsations, ses battements sont toujours dédoublés. — Quatrième petite saignée ; potion avec de l'oxyde blanc d'antimoine.

31. Même état qu'hier à peu près. Seulement j'entends quelques bulles de râle crépitant à la périphérie, et du bruit de souffle au poumon droit. — Application d'un large vésicatoire au dos, à droite ; continuation de la potion avec l'oxyde blanc d'antimoine.

1er juin. Le vésicataire a bien pris. Le râle crépitant est moins sec et moins fin au poumon gauche ; on perçoit également ce râle à la base de l'autre poumon, au dos. Le bruit de souffle et l'égophonie existent aussi à la partie supérieure et postérieure du poumon gauche, ils sont même plus prononcés que de l'autre côté. Le point de côté a disparu ; les crachats ne sont plus sanglants, ils sont jaunes, épais ; la langue est humide, la soif vive ; il y a constipation, assoupissement continuel, délire : le pouls est faible, intermittent, à 112 ; ses battements sont moins dédoublés. — Potion kermétisée, tisane de chiendent fortement nitrée.

3. Le malade va un peu mieux, malgré l'erreur de régime qu'il a commise. Le souffle persiste dans la moitié supérieure et postérieure des deux poumons : ce souffle a un timbre particu-

lier; il est comme métallique, c'est comme si on soufflait dans un tube de verre, et à la base des deux poumons on perçoit toujours du râle crépitant humide; celui-ci est plus prononcé et plus étendu à droite; il en est de même à l'égard du bruit de souffle et de la matité. Les crachats sont blancs et muqueux; la respiration est plus calme et plus régulière; elle est tombée à 32 par minute. La langue est humide et assez belle, la soif vive; il y a constipation; les urines sont acides, troubles et sédimenteuses; le pouls est à 100 pulsations par minute. — Continuation de la potion kermétisée et de la tisane de chiendent fortement nitrée; large vésicatoire au dos, à gauche.

4. Râle crépitant de retour à la partie supérieure et postérieure du poumon droit; dans le gauche, le murmure respiratoire commence à bien se dessiner. — Pouls à 90 pulsations.

6. La respiration est normale à la partie supérieure et postérieure des deux poumons; mais, à leur partie inférieure, on entend toujours du râle sous-crépitant humide; la langue est très belle; le pouls est à 100 pulsations. — Continuation de la potion kermétisée.

10. Le malade est parfaitement guéri; il commence à manger avec appétit et à se promener dans le village. Mais la plaie du vésicatoire suppure toujours avec abondance.

29. Le vésicatoire ne se tarit pas. Depuis cinq à six jours, le malade est pris, de deux jours l'un, vers trois heures du matin, d'une douleur aiguë à la région épigastrique, douleur qui s'irradie à l'épaule et au bras droits, et qui ne tarde pas à disparaître spontanément.

22 juillet. Le vésicatoire n'a cessé de suppurer que depuis quelques jours. Le malade se plaint maintenant d'un mal de gorge, et depuis huit à dix jours il éprouve de la douleur et une grande faiblesse dans les jambes et dans les bras, faiblesse qui alla toujours en augmentant; aujourd'hui, lorsqu'il soulève les bras, les mains restent fléchies sur l'avant-bras; les mouve-

ments de ces membres sont vagues et incertains, et, malgré tous ses efforts, le malade ne peut les soulever jusqu'à la hauteur de sa tête ; depuis deux ou trois jours il lui est impossible de se mouvoir. Lorsqu'on soulève ses jambes et qu'on les abandonne, elles tombent comme des corps inertes. Il y a évidemment ici paralysie des quatre membres, mais elle est plus prononcée dans les membres pelviens. La sensibilité y est conservée. Du reste, l'appétit est assez bon ; mais la constipation est opiniâtre. La tête et la moelle épinière ne sont le siège d'aucune douleur. Les facultés intellectuelles sont intactes. — Régime tonique ; eau ferrée ; lavements salés. — L'amyostbénie continua, malgré tout, de faire de rapides progrès, et le malade succomba le 24 au soir, deux jours après ma visite.

L'*autopsie* n'a pas été faite ; cette omission est très regrettable, car elle nous aurait peut-être appris la véritable nature de cette nouvelle espèce de paralysie. Mais, hélas ! il est impossible, dans les campagnes, de faire des recherches nécroscopiques.

OBSERVATION III (LEUDET [1]).

G..., ouvrier débardeur, âgé de 32 ans, entre le 14 janvier 1858, à l'Hôtel-Dieu de Rouen, salle 13, n° 18, dans ma division de clinique médicale. Habituellement d'une bonne santé, G... ne se souvient pas d'avoir été atteint d'affections graves, thoraciques, ou d'affaiblissement des membres; depuis douze ans, il travaille comme ouvrier débardeur sur le port et n'a guère interrompu son travail. La maladie qui amène G... à l'Hôtel-Dieu a débuté, il y a cinq jours, par des vomissements, des frissons, avec claquement de dents ; le deuxième jour, apparaît un point de côté, à droite, sous le mamelon, et des crachats rutilants; le quatrième jour, aggravation de la dyspnée, nouvelle douleur du côté gauche, en avant.

[1] Leudet ; *Archives générales de Médecine*, tom. XVI, pag. 720.

Au moment de l'entrée à l'Hôtel-Dieu, je constate de la fièvre, de la dyspnée, de la diminution de son dans le tiers moyen postérieur droit du thorax, avec souffle bronchique; bronchophonie et râle crépitant peu abondant, après la toux seulement ; une matité également prononcée existe à gauche, dans le tiers inférieur et postérieur du thorax, avec beaucoup de râle crépitant fin, se prolongeant jusqu'en avant. — Gomme sucrée ; saignée du bras de 200 gram.; potion avec tartre stibié 0gr,30; diète.

La veille de l'entrée, des sangsues avaient été appliquées à l'anus, sur la prescription du médecin qui lui donnait des soins en ville. La saignée du bras est suivie d'une syncope de peu de durée. Le tartre stibié provoque quelques selles sans vomissements.

15 janvier. Aggravation de l'état du malade : peau sudorale, yeux excavés, pouls à 110 ; 24 respirations ; crachats aérés, très muqueux et verdâtres ; extension de la pneumonie en avant, à droite, où l'on constate de la matité et beaucoup de râles crépitants et sous-crépitants, sans souffle ; en arrière, à droite, le souffle et les râles crépitants se sont étendus dans toute la moitié supérieure ; même matité dans la moitié inférieure gauche que la veille, mais le souffle a presque entièrement disparu et les râles crépitants fins sont nombreux. Ainsi, la pneumonie a progressé à droite et a un peu diminué à gauche. — Gomme sucrée ; julep avec tartre stibié 0,30 centigr. ; bouillon.

16. 92 pulsations, adynamie marquée, peau sudorale ; un peu moins de souffle à droite, moins de râles ; même état du poumon à l'auscultation du côté gauche ; plusieurs selles, pas de vomissements. — Suppression du tartre stibié ; vésicatoire volant sur le sternum.

17. 84 pulsations ; même adynamie, un peu de délire calme dans la nuit ; rougeur des deux pommettes ; recrudescence de la pneumonie à gauche ; le souffle bronchique semble plus fort que les jours précédents à la base, de ce côté, avec quelques râles

sous-crépitants ; diminution des râles, en avant à droite. — Gomme sucrée, julep gommeux avec 15 gouttes d'essence de térébenthine.

18 et 19. 76 à 80 pulsations ; état général meilleur, absence de délire ; G... s'asseoit seul sur son séant ; diminution du souffle des deux côtés de la poitrine ; râles crépitants plus nombreux et fins.

20. Même état depuis hier ; les bords du vésicatoire appliqué sur le sternum se sont ulcérés, mais il ne présente aucune couche pseudo-membraneuse à sa surface ; les forces du malade semblent renaître chaque jour. — Gomme sucrée, looch blanc ; bouillon.

23. Convalescence ; le malade s'asseoit seul sur son lit et demande à manger ; la matité persiste encore, légère à la base, du côté droit, avec du retentissement broncho-égophonique de la voix ; quelques râles crépitants et sous-crépitants à la base gauche ; les ulcérations du vésicatoire se sont multipliées et présentent la même apparence ; la surface est rouge ; on les panse avec du cérat laudanisé. — Gomme sucrée ; bouillon, potage gras.

1er février. Convalescence complète ; G... se lève la plus grande partie de la journée ; les ulcérations du vésicatoire, saupoudrées de poudre de quinquina, se guérissent dans les premiers jours du mois. — 2 portions d'aliments, 3 vins.

G... quitta l'Hôtel-Dieu, le 20 février 1858 ; il reprit immédiatement ses travaux et recouvra une partie de l'embonpoint qu'il avait perdu pendant sa dernière maladie.

5 mars. Sans avoir fait aucune chute ni reçu aucun coup, il commence à éprouver un peu de douleur de gorge, sans malaise intense, et de l'affaiblissement des membres inférieurs ; constipation, absence de vomissements ou de diarrhée.

G... rentre le 9 mars à l'Hôtel-Dieu.

Du 9 mars au 1er avril 1858, G... ne présente qu'un peu d'affaiblissement des membres inférieurs, avec quelques fourmillements dans les pieds ; aucune douleur sur le trajet du rachis. Le mal de gorge, qui ne s'accompagnait d'aucune rougeur ou tache diphtéritique de l'arrière-gorge, a disparu le lendemain de l'entrée à l'Hôtel Dieu.

Du 3 au 10 avril, traitement par la strychnine à l'intérieur, à dose progressive de 0,005 milligr. à 0,02 centigr. G... ne ressent aucun mouvement tétanique ; mais, pendant ce temps, l'affaiblissement des jambes augmente, il s'y joint un peu de faiblesse des mains. Cependant le malade parvient à manger seul ; il ne peut plus quitter son lit.

12. La paralysie a augmenté considérablement depuis deux jours. G... ne peut plus s'asseoir seul dans son lit ; les membres inférieurs sont privés de tout mouvement, les mains ne peuvent saisir le gobelet ; difficulté des mouvements des épaules, gène dans les mouvements respiratoires ; appétit ; absence complète de fièvre ; un peu de douleur dans le trajet du rachis, sensibilité conservée. — 5 sangsues sur le rachis.

15. Augmentation de la paralysie aux membres supérieurs ; quelques mouvements incomplets de pronation et de supination sont seuls possibles aux deux bras ; impossibilité d'élever les avant-bras ou les épaules. Paralysie absolue des membres inférieurs, analgésie de la face externe des membres supérieurs et inférieurs, sans anesthésie ; fourmillements dans les quatre membres, dont les muscles semblent amaigris ; contractilité de la vessie, normale ; absence de selles. Intelligence intacte. — 1 gram. de phosphate de chaux ; 2 pilules d'iodure de fer de 0,15 centigr. chacune ; 2 portions d'aliments, 2 vins.

L'état de G... demeure stationnaire pendant tout le mois d'avril ; on est obligé de le faire manger et de le placer sur une chaise, comme une masse inerte, pour accomplir les besoins de la défécation. La déglutition se fait toujours normalement ; aucune altération de la voix.

Au commencement de mai, les mouvements reparaissent dans les membres supérieurs.

8 mai. G... porte ses deux mains à sa tête, en les enlevant brusquement ; douleurs dans les bras, une pression médiocre y semble même douloureuse. G... s'asseoit en s'aidant très peu des coudes ; fourmillements plus intenses dans les deux jambes, avec sensation de froid. Aucune douleur de tête ou sur le trajet du rachis.

10. G... commence à tenir sa cuiller ; les mouvements deviennent simultanément assez étendus dans les jambes.

13. Le malade pouvait faire, avec le secours d'une personne, le tour de la salle.

17. Il marchait seul, sans appui.

21. Il descendait et montait seul deux étages.

23. G... quittait l'Hôtel-Dieu. Je l'ai revu plusieurs mois après sa sortie; il n'avait éprouvé aucun nouvel affaiblissement et avait repris ses travaux.

OBSERVATION IV (GUBLER [1]).

Hôpital Lariboisière (1857), salle Saint-Henri, n° 15, service de M. Pidoux. — Homme de 52 ans, pris d'une pneumonie à gauche, de bas en haut, au second degré partout, dans de mauvaises conditions hygiéniques, misère, etc. — Ventouses scarifiées, vésicatoires ; un peu de kermès et de kina ensemble.

Convalescence vers le onzième jour. A dater de cette époque, mydriase à gauche, chute de la paupière supérieure ; quelques jours après, paralysie de la langue et du pharynx.

Affaiblissement marqué de l'innervation glosso-pharyngienne (rien qui puisse faire soupçonner l'existence de quelque exostose intra-crânienne ou de quelque production fibro-plastique, de nature vénérienne, vers la base du cerveau).

[1] *Archives générales de Médecine*, 1860, tom. XVI, 5e série.

Bientôt, engourdissement des doigts, difficulté d'exécuter les petits mouvements et de serrer les objets. Huit jours après l'invasion de ce dernier symptôme, pâleur et refroidissement des pieds, insensibilité de la plante, marche difficile, titubation; conservation de la contractilité des cavités splanchniques du bassin. — Frictions très stimulantes; mélange d'alcool, de noix vomique et de liniment volatil camphré; bains sulfureux, quinquina, aloès, etc.; bonne alimentation, café.

Diminution des paralysies dans leur ordre de fréquence; retour complet à la santé et aux forces au bout de cinq ou six semaines.

(Extrait) OBSERVATION V (LANDRY[1]).

Gr... Jean-Baptiste, paveur, âgé de 43 ans, entre, le 1er juin 1859, à l'hôpital Beaujon, salle Saint-Louis, n° 22.

On note dans les antécédents de ce malade une fièvre intermittente rebelle et deux attaques de rhumatisme, dont la dernière en novembre 1858; au mois de janvier suivant, se manifestèrent quelques troubles mal caractérisés de la santé, parmi lesquels une petite toux continuelle.

16 mars 1859. Gr... est pris d'un violent frisson, avec point de côté, toux et fièvre intense. Le médecin reconnaît une fluxion de poitrine, pratique successivement trois saignées, administre des potions vomitives, et applique plusieurs vésicatoires volants.

Pendant dix-huit jours, Gr... ne prend aucun aliment; au bout de ce temps, on lui permet seulement du bouillon. La convalescence est lente; le malade ne peut reprendre son ouvrage que le 9 mai, encore est-il très faible. Loin de revenir, les forces ne cessent de s'amoindrir. Enfin, le 15 mai, Gr... se sent d'une telle faiblesse qu'il renonce à tout travail. Trois ou quatre

[1] Cité par Gubler; *Archives générales de Médecine*, tom. XVI

jours auparavant, il avait ressenti des fourmillements aux extrémités des doigts et des orteils ; mais, sauf la faiblesse extrême où il se trouvait, il n'y avait pas d'autre symptôme morbide. Aucun changement ne survint jusqu'au 13 juin, où les genoux commencèrent à fléchir, la marche à s'embarrasser. Déjà pourtant les fourmillements avaient gagné la totalité des pieds ; il s'étendirent ensuite aux jambes et aux cuisses, aux membres supérieurs, et se propagèrent jusqu'aux bras. Cette sensation envahissait, dans sa marche ascensionnelle, des zones successives, laissant le segment inférieur du membre comme engourdi par le froid. Les jours suivants, Gr... éprouve de plus en plus de difficultés à se tenir debout et à marcher, et déclare, le 17 juin, qu'il ne se sent plus capable de sortir de son lit.

En effet, il ne peut se tenir que soutenu par deux personnes, ses membres inférieurs sont radicalement impotents, et non pas simplement inhabiles à diriger leurs mouvements, comme cela a lieu chez certains paraplégiques qui procèdent par contractions brusques et désordonnées. Du côté des membres thoraciques, il existe une sensation de rigidité dans les doigts, et seulement une difficulté du mouvement d'élévation du membre, qui ne peut dépasser la ligne horizontale.

La paralysie se complète ensuite, dans l'espace de quelques jours, dans les membres, et gagne les muscles du tronc, même ceux de la respiration (intercostaux et diaphragme). L'épigastre se creuse légèrement pendant l'inspiration et se soulève dans l'expiration. Le malade est cloué sur son lit sans pouvoir exécuter un mouvement de totalité, bougeant à peine les bras et pas du tout les cuisses, et, s'il est mis sur son séant, il ne peut s'y maintenir et retombe aussitôt. Le malade se plaint beaucoup d'une gêne de la respiration, qu'à son air calme on ne devinerait pas ; la mastication et la déglutition sont difficiles.

Il n'en est point de même de la parole et des mouvements expressifs de la face ; toutefois, il existe de la rigidité et des fourmillements dans les joues ; les fourmillements se font sentir jusque dans le tronc. Miction et défécation spontanées ; ni tremblements, ni contractions anormales des muscles. Irritabilité hallérienne intacte, comme l'excitabilité des cordons nerveux ; sensibilité tactile diminuée dans les segments inférieurs des membres ; sensation d'activité musculaire, abolie seulement dans les muscles moteurs des pieds et des orteils. Rien d'anormal du côté des sens spéciaux ni de l'intelligence. Pas de mouvement fébrile ; chaleur au contraire peu élevée, diminuée même dans les membres. Pouls à 85°-90°, petit et mou ; toux, expectoration muqueuse, sueurs habituelles. Appétit médiocre ; rien à noter pour les fonctions digestives et les selles. —Frictions sur le ventre avec liniment volatil térébenthiné ; quinquina, électrisation. Alimentation substantielle ; côtelettes, vin de bordeaux.

21 juin. L'état s'aggrave ; le malade se plaint d'une sensation de contraction au niveau du larynx et d'une difficulté de respirer. Vers quatre heures, la dyspnée devient extrême, la parole est affaiblie ; la face et le cou, légèrement cyanosés, sont couverts d'une sueur froide.

A cinq heures, il se décide à prendre quelque nourriture, mais ne peut avaler; quelques instants après il pâlit, s'affaisse et meurt, huit jours après le début de la paralysie.

Autopsie le 23 juin, à neuf heures du matin. Rigidité cadavérique assez prononcée, sinus et veines céphalo-rachidiennes remplis de sang. Aucune altération des centres nerveux, perceptible à l'œil nu ni au microscope. Toutes les parties ont été coupées en tranches excessivement fines, examinées avec un soin minutieux. L'examen microscopique a été fait par MM. Bourguignon, Gübler, Landry et Ch. Robin. Les poumons, surtout le droit, offrent de l'engouement et une sorte de splénisation, mais nulle trace de granulations tuberculeuses.

Les autres organes n'ont pas été ouverts.

OBSERVATION VI (OLLIVIER[1]).

Dans le cas d'Ollivier (d'Angers) (Obs. LXXXII), il s'agit d'un enfant de 2 ans et demi, atteint d'abord de coliques et de diarrhée (ces symptômes furent accompagnés de convulsions des membres inférieurs, avec paralysie du mouvement, mais conservation de la sensibilité; la guérison fut suivie d'une rechute avec retour des mêmes accidents ; enfin ces nouveaux symptômes disparaissent sous l'influence des douches d'eau chaude salée).

Voici la partie de l'observation qui se rapporte à notre sujet :

« Trois mois après la guérison, le jeune Méthral, âgé de 2 ans et demi, est affecté, le 25 mai 1824, d'une pneumonie intense qui fut combattue énergiquement dès le principe ; mais, dans la nuit du 28 au 29 mai, il survient des convulsions des membres thoraciques et pelviens avec raideur du tronc, trismus et contorsions de la bouche. — Les parents administrèrent des lavements de sanguenite ; les convulsions cessèrent, et l'on se persuada qu'elles étaient dues à la présence de vers dans l'intestin.

Cependant la pneumonie faisait toujours des progrès : les membres abdominaux étaient entièrement paralysés du mouvement, mais très sensibles et douloureux.

30 mai. Continuation des accidents de la pneumonie, qui accroissent d'intensité ; l'enfant se plaint en outre d'une douleur de tête, qu'il indique en portant la main au front quand on lui demande où il souffre, il s'agite beaucoup, mais les jambes restent immobiles; la peau est brûlante, le pouls très plein et accéléré.

Dans la nuit du 31 mai au 1er juin, des convulsions semblables aux premières se manifestent de nouveau : on remarque des mouvements convulsifs des membres supérieurs et inférieurs, des lèvres, des ailes du nez, des paupières et du globe de l'œil.

1 Ollivier d'Angers ; Traité de la moelle épinière et de ses maladies, 1827,

Pendant les convulsions, si on saisissait les jambes ou si on les touchait avec un corps froid, elles se retiraient par un mouvement brusque ; après ces mouvements spasmodiques, les jambes restaient immobiles et ne conservaient qu'une sensibilité ordinaire.

Quand M. Billard vit le malade dans la matinée, tous ces symptômes avaient disparu : l'enfant ne se plaignait que de la tête et des jambes.

Le 3 et le 4 juin se passent sans apporter aucune amélioration : la fièvre est toujours très forte, l'enfant est bien altéré et refuse les aliments.

Dans la nuit du 4 au 5, les convulsions reparaissent, et à 5 heures du matin il présentait les symptômes suivants : face pâle, grippée ; yeux ouverts et fixes, pupilles très dilatées, mouvements convulsifs des différents muscles de la face et des yeux ; trismus, raideur du tronc ; mouvements précipités de flexion et d'extension des bras et des jambes de l'un et de l'autre côté, excrétion involontaire de l'urine, ventre souple ; pouls petit, irrégulier, filiforme ; perte de connaissance depuis une heure seulement. — Six sangsues à l'angle de la mâchoire; courant d'eau froide sur la tête et le long du rachis ; lavement d'eau froide avec 2 gros d'éther. — Les mouvements convulsifs cessent tout à coup, la connaissance revient ; l'enfant appelle sa mère, il boit quelques cuillerées d'eau sucrée ; néanmoins, les mouvements convulsifs des bras et des jambes existent toujours ; ils durent encore une heure, puis se ralentissent sans cesser tout à fait. Au bout de deux heures, le calme est entièrement revenu, mais il se plaint de la tête. Les accidents se renouvellent deux heures après, avec moins d'intensité: Nuit calme.

Le lendemain 6, même état que la veille ; paralysie complète du mouvement des jambes ; mouvements très bornés du bras gauche, plus étendus dans le bras droit ; persistance de la sensibilité dans tous les membres, même faiblesse du pouls. Dans la soirée, sueur et chaleur générales, respiration laborieuse; l'enfant tombe dans un état comateux profond et meurt à 4 heures, sans qu'il se présente aucun phénomène particulier.

Autopsie cadavérique, dix-huit heures après la mort. Extérieur du corps : Pâleur générale, sugillations au dos et au cou, raideur très prononcée des membres et du cou.

Appareil cérébro-spinal : Épanchement de sang très abondant entre la dure-mère et les vertèbres, surtout dans la région lombaire ; épaississement de la dure-mère au niveau des deux premières vertèbres lombaires et de la première dorsale. Le tissu médullaire du renflement lombaire est ramolli, semi-fluide, jaunâtre, mêlé de stries de sang. Au niveau de la huitième paire dorsale, la moelle présentait une fermeté qui contrastait singulièrement avec le ramollissement inférieur et qui augmentait de plus en plus, à mesure qu'on se rapprochait du renflement cervical. Rien du côté de l'encéphale, sauf une petite quantité de liquide dans les ventricules.

Thorax : Poumon droit hépatisé dans sa partie supérieure et latérale ; bronches contenant des mucosités épaisses et filantes. »

OBSERVATION VII (OLLIVIER).

Dans ce cas-ci, il s'agit d'un homme de 60 ans, atteint, sans cause appréciable, d'une paraplégie à marche ascendante ; les quatre membres furent atteints, puis la paralysie disparut dans les membres supérieurs, pour persister quelque temps encore dans les membres inférieurs. Enfin la guérison était à peu près complète, lorsque survint une pleuro-pneumonie, et avec elle la paralysie reparaît, suivant la même marche ascendante que la première fois ; le malade meurt par asphyxie.

A l'*autopsie*, on constate une pleuro-pneumonie droite ; de plus, on trouve : « une congestion considérable de sang dans toutes les veines méningo- rachidiennes, qui étaient manifestement dilatées, et particulièrement celles qui traversent les trous de conjugaison. Les cordons nerveux étaient enveloppés d'un lacis veineux très gorgé de sang, qui comprimait évidemment chaque nerf rachidien à sa sortie du rachis. Il y avait peu de sérosité sous-arachnoïdienne. La moelle épinière et ses enveloppes n'offraient aucune autre trace d'altération, non plus que le cerveau et ses enveloppes. »

OBSERVATION VIII (personnelle).

Plataret, Jean, âgé de 83 ans, ouvrier en soie, entre le 21 janvier 1884 à l'hôpital Sainte-Marthe, dans le service de M. le Dr Carre.

Il est atteint d'une pneumonie double, principalement développée à droite.

C'est un petit vieillard sec, d'une constitution nerveuse : il ne sait préciser l'origine de sa maladie, mais il est probable qu'elle s'est développée sous l'influence de la constitution catarrhale, de la température humide régnante, qui s'est fait remarquer par la fréquence des affections pulmonaires.

Au point de vue de l'hérédité, il ne peut nous fournir aucun renseignement ; quant à ses antécédents personnels, ils sont nuls ; il n'accuse aucun excès et déclare que c'est la première fois qu'il est malade. Du reste, il est encore vert, très droit, marche très bien le jour de son entrée, et son état général ne paraît pas trop se ressentir de la lésion dont l'oreille révèle cependant l'étendue.

En effet, des râles crépitants fins se font entendre dans toute la hauteur du poumon gauche ; il n'y a pas de souffle, mais le murmure vésiculaire a disparu. A droite, on n'entend que des râles humides, accusés surtout à la base. La toux est fréquente, l'expectoration assez abondante, mais la dyspnée est modérée.

On ne trouve rien du côté du cœur, et quant au reste de l'appareil circulatoire, on ne constate qu'un léger athérome des deux radiales.

Le premier jour, application d'un vésicatoire à gauche et potion avec 1 gram. d'oxyde blanc d'antimoine.

Deux jours après, le côté droit achevait de se prendre dans toute son étendue : matité, râles crépitants, exagération de l'oppression. — On applique un second vésicatoire à droite et on continue la potion à l'oxyde blanc d'antimoine, qui est remplacée, deux jours après, par du vin sucré et une potion à l'extrait de quinquina et à l'alcool.

Sous l'influence de ce traitement, les phénomènes s'amendèrent, l'expectoration devint plus facile et de gros râles humides remplacèrent les crépitants du début ; la pneumonie entra dans la période de résolution.

Seulement, le 4 février, apparut de la diarrhée, contre laquelle on donna de la décoction blanche additionnée de 4 gram. de sous-nitrate de bismuth ; la potion à l'extrait de quinquina fut continuée. Malgré ces moyens, le flux intestinal persista fort abondant ; on porta inutilement le bismuth à 8 gram. Le 10, on remplaça ces médicaments par : Nitrate d'argent $0^{gr},10$, extrait thébaïque $0^{gr},10$, qu'on administra en quatre pilules dans les vingt-quatre heures. Sous l'influence de ce dernier moyen, la diarrhée parut diminuer notablement.

Le 8 février, s'était montré un symptôme nouveau : l'incontinence de l'urine.

11. A la visite du matin, le malade, qui avait conservé toute son intelligence et qui était en pleine convalescence de pneumonie, se plaint pour la première fois de ne pouvoir remuer ses jambes, et, en effet, il les fléchit à peine et a également beaucoup de difficulté à les étendre ; il accuse aussi une sensation de fourmillements partant de la plante des pieds et remontant jusqu'au-dessous des genoux ; cependant, au point de vue de la

motilité, c'est plutôt de la parésie qu'une paralysie véritable. On explore la sensibilité et on constate qu'elle a, de son côté, subi de profondes atteintes : une épingle traverse les muscles du mollet sans provoquer la moindre manifestation de douleur ; l'anesthésie paraît complète des deux côtés. Le soir, à la contre-visite, la sensibilité paraît un peu revenue, le malade sent l'introduction de l'épingle, mais si légèrement, qu'on peut l'enfoncer assez profondément sans qu'il se plaigne ; il dit éprouver plutôt une sensation de chatouillement. Il est aussi insensible à la température qu'à la douleur : un morceau de glace et un morceau de métal assez fortement chauffé sont successivement mis en contact avec sa peau et ne sont pas plus sentis l'un que l'autre. Au-dessus des genoux, les sensations sont assez nettement perçues.

12. L'anesthésie remonte jusqu'au haut de la cuisse, avec les mêmes caractères qu'aux jambes.

13. Commence l'incontinence des matières fécales ; le malade va sous lui, sans en avoir la moindre conscience. L'anesthésie est de nouveau complète, et non seulement occupe toute l'étendue des membres inférieurs, mais remonte au niveau de l'ombilic et en arrière jusqu'à un point correspondant ; en même temps la faiblesse des mouvements augmente, ce qui n'était que de la parésie devient de la paralysie ; les jambes sont absolument inertes. La contractilité électrique et la sensibilité du même nom ont diminué dans les parties atteintes.

Dans la nuit du 16 au 17, le malade éprouve une vive douleur, disséminée le long de la colonne vertébrale, mais qu'il localise plus particulièrement au niveau de la partie supérieure de la région lombaire ; c'est la première fois qu'il présente un semblable phénomène. La sensibilité paraît être un peu revenue ; mais l'anesthésie, qui jusqu'alors avait marché parallèlement dans les deux membres inférieurs, est aujourd'hui plus évidente et plus accentuée à gauche qu'à droite. Pour la première fois aussi, le malade se plaint de quelques troubles de la vue, il a comme un voile, un nuage devant les yeux; du reste, il n'accuse pas la moindre céphalalgie et on ne constate aucun trouble du côté de l'intelligence, ni aucun affaiblissement de ses facultés, qui, comme nous l'avons déjà dit, étaient restées très nettes, malgré son âge avancé. Il y a persistance de l'incontinence d'urine et de la diarrhée ; on constate l'apparition d'une légère eschare au sacrum ; quant aux plaies de ses vésicatoires, la cicatrisation a suivi une marche absolument normale, et actuellement elle est complète. Du côté des poumons, la résolution continue à se faire, et c'est à peine si on entend quelques râles sous-crépitants disséminés dans toute l'étendue des deux côtés. — On continue le vin sucré ainsi que la potion à l'extrait de quinquina et à l'alcool ; l'eschare du sacrum est lavée à l'eau phéniquée et pansée avec de la poudre de charbon et de quinquina.

18. Il y a persistance des symptômes précédents, qui s'accentuent ; la douleur s'irradie de la région lombaire vers la partie antérieure de la paroi abdominale, c'est une douleur en ceinture qui embrasse complètement le tronc du malade, au niveau de l'ombilic ; elle n'est pas lancinante et donne plutôt au malade une sensation de constriction. L'anesthésie est redevenue complète à la jambe gauche, tandis que la jambe droite conserve encore une vague sensation de contact, lorsqu'on en pince fortement la peau.

19. L'anesthésie a diminué dans les membres inférieurs, tant à droite qu'à gauche, mais elle est toujours complète au-dessous du coup-de-pied, de chaque côté ; à la contre-visite, le pied gauche sent un peu la piqûre de l'épingle. La paraplégie est toujours absolue. Les troubles de la vue persistent, mais n'augmentent pas ; on n'observe aucun phénomène nouveau du côté du cerveau. Quant à l'eschare, elle reste très limitée. Le cœur, régulièrement ausculté, ne donne lieu à aucune constatation ; le pouls a sa fréquence habituelle, et, depuis le début de la pé-

riode de résolution de la pneumonie, la température n'a jamais été au-dessus de la normale.

20 au matin. Le bas de la jambe gauche continue à être légèrement sensible.

Du 20 au 25, il n'y a pas de changement notable, sinon que le malade maigrit et s'affaiblit un peu tous les jours.

25. Il commence à se plaindre de faiblesse dans les membres supérieurs, mais la sensibilité y est intacte. La faiblesse générale augmente. La diarrhée, après des alternatives de cessation et de réapparition, et quoique combattue par la décoction blanche et les pilules au nitrate d'argent, persiste encore cinq ou six fois par jour.

26. La sensibilité diminue dans les membres supérieurs, mais à un degré léger; la faiblesse augmente. — On prescrit quatre gouttes de teinture de noix vomique avant chaque repas.

A partir de ce moment, l'état général alla en s'aggravant, la faiblesse générale fit des progrès, et enfin le malade mourut le 2 mars, à cinq heures du matin, sans avoir présenté aucun symptôme pouvant faire croire à une complication cérébrale.

Autopsie. — On trouve quelques adhérences des deux poumons, mais ceux-ci ne présentent nulle part de trace d'hépatisation ; ils sont souples dans leur presque totalité ; en des points très limités, on trouve un peu de congestion. Ils présentent, des deux côtés et dans toute leur étendue, des amas de pigment noir assez semblables à ceux de l'anthracosis, sans la moindre caverne. Çà et là apparaissent, dans l'épaisseur du parenchyme pulmonaire, des noyaux indurés, peu volumineux, de consistance scléreuse.

Le cœur est normal.

Le foie a son volume normal, il est légèrement jaunâtre et granulé.

Du côté de l'intestin, on ne trouve que quelques arborescences.

Canal rachidien : En sectionnant les muscles des gouttières vertébrales, on tombe, à gauche, au niveau de la première vertèbre dorsale, sur un petit foyer purulent isolé. A l'ouverture du canal, on trouve deux foyers purulents : l'un, plus petit, à la partie supérieure de la région dorsale ; l'autre, plus étendu, à la partie inférieure de cette région et au niveau des premières vertèbres lombaires. Le pus est concret et siège principalement à la partie antérieure du canal rachidien, entre celui-ci et la dure-mère. Il existe, en certains points, des lacis veineux, et, par place, une coloration brune, lie de vin, siégeant surtout à la région antérieure et indiquant une congestion intense. En deux endroits, et entre ces points de congestion, existent deux saillies comme cartilagineuses, formées probablement par le périoste des corps vertébraux. La pie-mère est injectée. La moelle paraît plus petite.

PATHOGÉNIE.

Comme nous l'avons déjà dit dans notre Introduction, nous nous proposons simplement ici de passer en revue les diverses théories qui ont été émises, pour expliquer la production de ces paralysies et leur connexion avec la pneumonie.

Mais, avant d'en arriver là, nous avons, sinon à résoudre, du moins à nous poser cette question : Existe-t-il des paralysies pneumoniques ; en d'autres termes, y a-t-il entre la pneumonie et la paralysie une coïncidence toute fortuite, ou bien un rapport de cause à effet ?

La question a été diversement résolue. Gübler se rattache à cette dernière idée, et admet les paralysies pneumoniques au même titre que les paralysies diphtéritiques ou que les paralysies de la fièvre typhoïde ; mais si nous prenons, parmi les auteurs contemporains, ceux qui ont traité le sujet, nous voyons qu'au milieu de leurs doutes et de leurs réticences, la plupart sont plutôt disposés à n'admettre aucune relation entre les deux affections, et à ne voir, dans leur simultanéité ou dans leur succession, qu'un simple fait de hasard. Ainsi, dans le *Traité de la pneumonie* de Grisolle, nous trouvons ce passage : « M. Macario, à qui le hasard en a montré quelques cas, a voulu faire de cette paralysie une espèce distincte, sous le titre de *Paralysie pneumonique* ; nous ne saurions admettre cette opinion : la paralysie consécutive aux pneumonies est si rare, si exceptionnelle, qu'il est bien permis de la considérer comme un fait accidentel, comme une complication fortuite ».

Bergeron et Dechambre, dans leur discussion à l'Académie au sujet du Mémoire de Gübler, présentent la même objection, tirée de la rareté du fait, et ajoutent qu'il serait difficile d'expliquer l'influence de la lésion pulmonaire sur les fonctions de la moelle. C'est ce que répètent à peu près Jaccoud et Landouzy.

Quant aux autres auteurs, ils n'ont guère fait que citer les faits de Macario et de Gübler, sans chercher à établir un rapport pathogénique entre les deux maladies.

Après l'étude à laquelle nous nous sommes livré, tout incomplète qu'elle ait été, étant donnés les faits publiés et les deux observations si concluantes d'Ollivier (d'Angers), il nous paraît difficile de ne pas admettre l'action de la pneumonie dans le développement de la paralysie. Nous voyons en effet apparaître chez certains individus, consécutivement à une lésion pulmonaire, ou pendant son évolution, des troubles de la motilité principalement accusés dans les membres inférieurs, sans qu'on puisse rattacher ces désordres fonctionnels à aucune autre cause appréciable: pourquoi, dans ce cas, ne pas remonter, pour l'étiologie, à la maladie primitive, dont l'influence a retenti sur tout l'organisme ?

Du reste, quelles raisons peut-on nous opposer ? La difficulté de l'explication, comme Bergeron ?

Cette objection décourageante ne nous paraît guère valable lorsqu'il s'agit de cette science médicale dont le but est, non de reculer devant les difficultés ou la solution d'un problème, mais de tâcher de les vaincre et de les résoudre. Et puis, que d'exemples de faits reconnus et admis, et dont malheureusement l'origine nous est encore complètement inconnue ! Du reste, dans la question qui nous occupe, si la véritable pathogénie est encore à trouver, on a pu néanmoins émettre certaines hypothèses qui ne manquent pas de vraisemblance et qu'une observation plus complète et les progrès de la science se chargeront de juger.

Est-ce la rareté des faits, comme Grisolle ? Nous la reconnaissons; mais ils nous paraissent encore trop nombreux pour qu'on puisse les mettre sur le compte du hasard, sans taxer celui-ci de partialité. D'ailleurs, à ce propos, nous pouvons emprunter à Jaccoud ce qu'il dit au sujet de la rareté de la paraplégie anémique : « Cette objection n'est que spécieuse, ou, pour mieux dire, elle repose sur un oubli complet de cette loi médicale qui assigne la première place, en étiolgie, à la prédisposition et à la constitution physique de l'être vivant, et qui oppose constamment à la fixité conventionnelle des formules didactiques les variétés infinies des individus malades » ; et plus loin : « En l'absence de toute donnée positive sur les circonstances déterminantes et personnelles, on doit se borner à invoquer la prédisposition individuelle, cette condition étiologique qui domine et absorbe toutes les autres ». Enfin, comme nous l'avons déjà dit, les cas ne sont pas aussi rares qu'on a bien voulu le dire, et si les observations complètes manquent, on trouve cependant relatés un certain nombre de faits.

Il est évident que l'objection acquerrait beaucoup plus de force et serait beaucoup mieux fondée si, comme le fait M. Landouzy, on supprimait la plupart des paraplégies observées, pour les attribuer à la diphtérie. Nous lisons en effet, à la page 21 de son livre sur les *Paralysies consécutives aux maladies aigues* : « Combien de ces paralysies rapportées à une pneumonie ou à une pleuro-pneumonie, et qui ne sont que des paralysies diphtéritiques écloses à la faveur de vésicatoires pseudo-membraneux. » Nous ne saurions admettre cette opinion, qui nous paraît basée sur une interprétation erronée des faits ; nous avons lu aussi attentivement que possible les observations incriminées, et nous avouons n'avoir trouvé, même dans l'exsudat, aucun des caractères de la diphtérie. Macario et Leudet signalent une suppuration abondante et prolongée, et dans deux cas une exsudation blanchâtre sur la plaie du vésicatoire, dont les bords étaient ulcérés ; mais nous ne trouvons là, ni l'ichor brunâtre et fétide, ni l'exsudat couenneux, résistant et adhérent, de la véritable diphtérie ; il nous manque, en outre, les phénomènes généraux : mouvement fébrile ou symptômes adynamiques, et la réaction locale : douleur et tuméfaction des parties voisines, de cette complication des plaies. « La présence, dit Gübler, d'un exsudat plastique sur un vésicatoire, sans les symptômes généraux, et surtout sans les circonstances étiologiques de la diphtérie spécifique, n'autorise pas le moins du monde à affirmer cette dernière maladie. La vraie diphtérie ne se localise pas sur une plaie accidentelle, ou, si son virus s'épuise sur le premier point qu'il touche, il ne saurait produire l'asthénie générale et des paralysies multiples. »

D'autre part, si l'on considère que c'est, ou chez des vieillards ou chez les individus débilités, soit par la maladie, soit par le traitement, que ce mauvais aspect du vésicatoire a été noté, pourquoi ne pas s'adresser, pour l'expliquer, au mauvais état général du sujet ? Il n'est pas rare en effet de voir, chez des opérés ou chez des blessés, la cicatrisation s'arrêter, la plaie s'ulcérer sur ses bords et se recouvrir d'un enduit grisâtre, et cela sous l'influence d'un affaiblissement général, d'un trouble dans les fonctions digestives, d'un alanguissement de la nutrition ou d'un état de dépression morale, et sans que le praticien songe un seul instant à une complication diphtéritique.

En somme, nous croyons donc, avec Portal et Frank, Macario et Gübler, que ces paralysies sont bien sous la dépendance de la pneumonie ; si elles ne sont pas fréquentes, elles peuvent du moins être observées, et, sans prétendre bien certainement décider la question, il nous semble qu'il y a lieu de chercher la relation pathogénique qui préside à leur production, car c'est de cette notion que dépendra en grande partie le traitement.

Si l'on passe en revue les observations publiées, on constate certaines différences dans le moment d'apparition de la paralysie, dans ses symptômes ou dans sa marche ; en effet, elle peut ou non s'accompagner de convulsions ou de douleur, et elle survient pendant ou après la pneumonie ; de là, cette classification possible, en paralysies du cours ou de la convalescence de la pneumonie. D'autre part, si l'autopsie a manqué dans beaucoup de cas, dans certains autres elle a été faite et a donné alors des résultats différents, négatifs ou positifs ; de là cette autre classification, que nous adoptons parce qu'elle comprend en quelque sorte la première, en paralysies fonctionnelles et paralysies organiques.

A propos des premières, nous n'insisterons pas autrement sur la théorie de Macario, qui, en parlant de défaut d'innervation, de déperdition ou d'altération du fluide nerveux, n'explique rien.

La théorie réflexe, entrevue par Willis, indiquée par Whytt et Prochaska, établie par Graves et préconisée surtout par Brown-Sequard, si elle peut être invoquée alors que l'inflammation pulmonaire est en pleine période d'évolution, ne nous paraît guère admissible pour les paralysies de la convalescence qui apparaissent au moment où la lésion, point de départ du réflexe, a presque entièrement, sinon entièrement disparu.

La théorie de l'épuisement, que Jaccoud a substituée à la précédente, ne nous paraît pas plus rationnelle qu'elle, car la vive irritation qui l'aurait produite se serait manifestée par quelques symptômes qui n'ont pas été observés.

Nous avons vu que, pour Barnier, la paralysie est d'origine périphérique et provient d'un état du muscle, dont une nutrition défectueuse arrête le fonctionnement. Schneider partage cette opinion.

Pour Gübler, les causes principales de ces paralysies sont la dénutrition, la pauvreté du sang, l'épuisement nerveux et l'adynamie; et ces lésions motrices lui rappellent celles qu'on observe dans l'anémie, la chlorose; en un mot, c'est l'asthénie aidée d'une cause déterminante.

Avec Gübler, Bouchut, Landry, Émile Bernard rangent ces paralysies dans la classe des paralysies *sinè materiâ*; pour eux aussi, la cause véritable de ces troubles est l'épuisement nerveux, l'anémie, causés par la maladie aiguë qui a précédé.

Tout en admettant cette classe des paralysies essentielles et en reconnaissant la valeur des opinions que nous venons de rapporter, il nous semble que ces cas de troubles purement fonctionnels doivent être rares, et nous serions assez disposé à voir, même dans les paralysies de la convalescence, une lésion, la congestion, qui serait plus spécialement sous la dépendance de la pneumonie.

En effet, pendant la période d'hépatisation pulmonaire, la circulation se fait d'une manière plus ou moins défectueuse dans tout le système vasculaire ; à plus forte raison doit-il en être ainsi dans un organe comme la moelle, dont l'irrigation est déjà rendue complexe, même à l'état physiologique, par la disposition de ses vaisseaux. Ne pourrait-il pas se faire que ces troubles vasculaires antérieurs entrent pour une certaine part dans cette prédisposition dont parle Gübler ? Du reste, en laissant de côté cet état de prédisposition locale, amenée, pour ainsi dire, d'une façon mécanique, on peut encore invoquer les congestions qui peuvent être consécutives à une simple anémie.

Jaccoud, qui a singulièrement réduit la classe des paraplégies essentielles, dit à ce sujet : « Pour moi, je suis convaincu que l'hydrorachis, l'infiltration œdémateuse et la congestion passive qui résultent de l'affaiblissement de la contractilité vasculaire, ont été beaucoup trop oubliées dans l'appréciation pathogénique de ces paraplégies ».

En 1859, Révillout avait dit avant lui, dans sa Thèse de doctorat [1] : « Je crois qu'il doit exister toujours un dérangement quelconque dans l'appareil fonctionnel, toutes les fois qu'on reconnaît un trouble dans la fonction ; mais je crois que ce dérangement peut être extrêmement fugace et disparaître après la mort, comme les signes caractéristiques de certaines affections cutanées, très apparentes pendant la vie. Je crois que nous ne savons pas encore jusqu'où l'altération organique doit s'étendre pour arrêter le fonctionnement, et que parfois il suffit de bien peu de chose pour produire de bien grands effets »

Plus récemment, Schneider, lui aussi, paraît être partisan de cette idée d'une lésion, soit des centres nerveux, et alors il croit surtout à la congestion, soit des parties périphériques, des muscles : « Il semble, dit-il, qu'il n'y a pas seulement, comme conséquence des maladies aiguës, de l'adynamisme, de l'épuisement, mais qu'il y a une véritable lésion anatomique, cause des troubles fonctionnels ».

Ce qui a dû certainement beaucoup contribuer à faire mettre sur le compte de l'asthénie pure et simple les paralysies survenant dans la convalescence de la pneumonie, c'est qu'on en a vu plusieurs disparaître progressivement sous l'influence d'une médication tonique et rappeler ainsi les paraplégies de l'anémie et de la chlorose. Jaccoud a déjà répondu à cette observation, et

[1] Révillout ; Quelques mots sur les paralysies et sur leurs causes. Paris, 1859.

nous ne pouvons mieux faire que de répéter ce qu'il en a dit : « Remarquons d'ailleurs que le succès du traitement tonique, dans un cas donné, ne démontre rien quant à l'intégrité matérielle du système rachidien ; il prouve tout au plus que ce n'est pas une fluxion active ou une phlegmasie qui est en cause, mais il n'apprend rien touchant la congestion passive, l'hydrorachis ou l'œdème de la moelle ; car ces lésions s'accommodent aussi bien d'un traitement reconstituant que l'anémie simple ».

Outre ces quelques lignes, nous trouvons encore cités dans le même ouvrage plusieurs cas de paraplégies survenues en pleine convalescence de fièvre typhoïde et qui ont disparu sous l'influence d'un traitement révulsif. Graves, du reste, attribuait les paralysies consécutives à la fièvre typhoïde, à une altération congestive de la moelle. Schneider parle encore d'un cas de paraplégie consécutive à une dothiénentérie et qui fut guérie par un traitement antiphlogistique : saignées, sangsues à la vulve, ventouses scarifiées le long de l'épine. Enfin nous pouvons citer une observation de notre excellent Maître, le Dr Carre, qui, dans des circonstances absolument analogues, employa avec succès des ventouses sur le rachis. Suivant l'aphorisme : *Naturam morborum curationes ostendunt*, du succès de cette médication on en a conclu à l'existence d'une congestion, et ce qu'on a constaté à propos de la fièvre typhoïde nous paraît d'autant mieux s'appliquer à la pneumonie, qu'ici nous trouvons des troubles circulatoires antérieurs qui peuvent agir comme causes prédisposantes de troubles consécutifs.

C'est encore à Jaccoud que nous emprunterons la réponse à une objection qu'on peut tirer de la rareté des autopsies positives : « Les paraplégies, dit-il en effet, produites par la congestion ou l'hydrorachis guérissent plus fréquemment que les autres, et cette circonstance, jointe à la difficulté que présente l'appréciation quantitative du liquide rachidien, explique pourquoi les autopsies démonstratives sont si peu nombreuses ».

Landry, dont nous avons reproduit une observation, cite en même temps[1] un cas où la paralysie ascendante s'est montrée à la suite d'une suppression des règles sous l'influence du froid : une application de sangsues à la vulve détermina la disparition des accidents.

Il mentionne, en outre, deux faits de paralysie ascendante aiguë consécutive à l'impression du froid. Dans ces trois cas, la production d'une congestion rachidienne nous paraît à peu près certaine. Il est évident que des causes différentes peuvent produire les mêmes effets; cependant, si nous nous reportons à l'observation que nous lui avons empruntée, nous constatons, avec les observations précédentes, une identité absolue dans l'appareil symptomatique ; aussi croyons-nous qu'on peut, sinon affirmer, au moins supposer qu'à une similitude aussi complète de phénomènes répond un même processus pathogénique, et là encore nous trouverions un argument en faveur de notre opinion.

En résumé, nous croyons que dans la paralysie de la convalescence de la pneumonie, s'il en est de purement fonctionnelles, la plupart doivent être attribuées à une congestion. Celle-ci, à son tour, pourrait être sous la dépendance de plusieurs facteurs.

D'abord une prédisposition individuelle, soit héréditaire, soit acquise, et une prédisposition locale, née des troubles vasculaires de la période d'hépatisation ; à ces causes viendrait se joindre l'asthénie générale, l'affaiblissement de la contractilité vasculaire, qui donnerait lieu à une congestion passive avec ou sans hydrorachis ou œdème de la moelle, ou bien quelques-unes de ces causes occasionnelles signalées par Gübler, et qui produiraient alors une fluxion plus active du côté des vaisseaux de la moelle ou de ses enveloppes.

Si nous passons maintenant aux paraplégies survenant dans le

[1] Landry; *Gaz. hebdom.*, 1859.

courant de la pneumonie, et qui appartiennent toutes à la classe des paralysies organiques, nous trouvons, dans les trois observations que nous avons pu réunir, des résultats différents à l'autopsie. Deux de ces observations appartiennent à Ollivier (d'Angers) ; dans un cas, on observa, comme il le dit lui-même : « une congestion considérable de sang dans toutes les veines méningo-rachidiennes ». Dans le second, on découvrit un hématorachis avec ramollissement de la moelle au niveau du renflement lombaire ; enfin, chez notre malade, nous trouvâmes une véritable méningite suppurée de la région lombaire. Ainsi, dans ce peu de faits, nous rencontrons tous les degrés, depuis la congestion, qui peut amener l'hémorrhagie, jusqu'à l'inflammation, qui peut arriver à la suppuration.

Nous devons dire cependant que, d'après les descriptions de Portal, de Frank et d'Ollivier, c'est le plus souvent à des congestions passives que l'on a affaire ; aussi les a-t-on mises sur le compte de l'asphyxie et a-t-on voulu en faire des congestions hypostatiques de la période agonique. Ainsi, nous lisons dans la *Gazette hebdomadaire* de 1859 ces quelques lignes de Landry : « Ollivier (d'Angers), de qui la paralysie ascendante aiguë était parfaitement connue, a cru pouvoir l'attribuer à des congestions sanguines de la moelle.... On doit placer cette forme morbide dans la classe des paralysies essentielles, car la congestion des veines rachidiennes ne prouve rien, surtout si la mort a eu lieu par asphyxie ».

Il est évident que cette condition enlève aux troubles anatomiques une certaine partie de leur importance pathogénique ; cependant une chose nous frappe dans l'observation d'Ollivier : c'est qu'il ne mentionne aucun trouble de ce genre, ni du côté du cerveau et de ses membranes, ni du côté des autres viscères; or, d'une part nous constatons, pendant la vie, des troubles fonctionnels d'un organe ; d'autre part nous trouvons, à l'autopsie, des lésions anatomiques pouvant les expliquer, et localisés dans cet organe, et il nous paraît assez juste, au moins jusqu'à preuve du contraire, et jusqu'à ce qu'une explication plus précise ait été donnée de ces phénomènes, de rapprocher ces deux faits : troubles fonctionnels et lésion, et d'admettre entre eux un rapport de cause à effet.

Quoi qu'il en soit, cette notion de la congestion date déjà de longtemps. En effet, dès 1792, P. Frank insistait sur la facilité qu'ont les veines rachidiennes d'être le siège d'une stase sanguine : « Il existe, dit-il, dans le canal rachidien comme dans le crâne, une pléthore momentanée, lorsque les poumons éprouvent dans leur action une gène plus ou moins prolongée ».

Nous avons vu que Portal avait déjà constaté dans ses diverses autopsies la congestion et l'hydrorachis. Il en est de même de J. Frank, qui cherche à les expliquer en se basant sur la disposition anatomique et la constitution des vaisseaux rachidiens.

Ollivier (d'Angers) fait remarquer l'influence que peut avoir la respiration sur la circulation de la moelle : « Ces vaisseaux, ajoute-il, doivent d'ailleurs se laisser distendre d'autant plus facilement que leurs parois sont beaucoup plus minces que celles des veines des autres parties du corps, et qu'étant dépourvues de valvules, le sang y est abandonné à son propre poids. » Il dit aussi: « L'influence directe de la respiration sur cette portion du système circulatoire y détermine de nombreuses modifications ; c'est ce qui a lieu dans les affections qui apportent un trouble plus ou moins marqué dans l'acte respiratoire. D'après ces diverses considérations, il est difficile de penser que des congestions répétées dans cette région profonde soient sans effet sur les fonctions que la moelle épinière et ses nerfs sont appelés à remplir.»

Plus près de nous, Jaccoud, parlant des paraplégies organiques, cite, au nombre de leurs causes, la congestion « survenant au début des fièvres et dans toutes les affections amenant une gêne de la circulation, notamment les maladies du poumon ; cette congestion est encore facilitée par le trajet tortueux des veines rachidiennes, l'absence de valvules dans leur intérieur, l'absence de muscles qui facilitent, par leurs contractions, le cours du sang dans ces canaux, et la pression rétrograde produite par les mouvements d'expiration. Du reste, chez les vieillards, il n'est pas rare de trouver ces veines variqueuses. Les veines vertébrales se dégorgent, pour la plupart, dans les veines intercostales; celles-ci, excepté la première, qui se jette le plus souvent dans la veine sous-clavière, se terminent dans la veine azygos; la veine azygos se rend dans la veine cave supérieure, de sorte que les maladies du cœur droit ou des poumons amèneront une pléthore veineuse dans le canal rachidien. » C'est, comme on le voit, une restauration de l'idée pathogénique émise, dès 1822, par J. Frank.

Seulement cette explication ne peut concerner que les congestions passives ; or, celles-ci ne rendent pas compte de tous les phénomènes ; si elles peuvent produire l'hydrorachis ou l'œdème de la moelle, il est rare qu'elles soient assez intenses pour donner lieu à un hématorachis, et nous trouvons cet accident noté dans l'observation d'Ollivier ; on comprend très bien, au contraire, qu'un afflux considérable de sang, se produisant sous l'influence d'une cause active, et, par suite, d'une façon brusque, puisse amener une rupture vasculaire. Mais de quelle façon et sous quelle influence se produit cette congestion active ?

On pourrait invoquer ici cette théorie réflexe dont nous parlions plus haut, et d'après laquelle l'irritation, partie des nerfs du poumon, se répercuterait sur les vaso-moteurs de la moelle. Ce serait tomber dans le courant d'idées de Brown-Sequard, qui dit[1], en parlant du Mémoire de Gübler : « L'auteur montre l'influence d'une altération du sang pour produire les paralysies, mais il a trop négligé l'influence réflexe des nerfs lésés dans les parties atteintes de maladies aiguës ».

[1] Brown-Sequard ; *Archives de Physiologie*, 1862.

Dans tous les cas, une irritation portant sur les vaso-dilatateurs n'aurait pas une action de bien longue durée, et bientôt l'anémie succéderait à la congestion ; on s'expliquerait mieux ces phénomènes fluxionnaires si le réflexe atteignait les vaso-constricteurs : il y aurait d'abord anémie : mais, la paralysie succédant à une action exagérée, cette anémie serait remplacée par une congestion dont la durée serait d'autant plus longue que l'irritation aurait été plus vive.

Quant à nous, considérant la pneumonie comme une maladie générale, nous croyons qu'elle peut affecter en même temps plusieurs points de l'organisme, et, aidée d'une prédisposition spéciale, porter ses manifestations à la fois sur le poumon et sur la moelle ou ses enveloppes ; à des degrés divers, il est vrai, produisant une véritable inflammation sur un point et ne déterminant qu'une simple congestion sur l'autre. Mais ces deux phénomènes ne seraient que la conséquence d'une cause commune, d'un état morbide qui dirigerait toute la scène d'aprés la constitution du malade, et qui serait la fièvre pneumonique.

Quant à notre observation de méningite spinale suppurée, les enveloppes du cerveau et celles de la moelle ont trop de connexion entre elles et sont trop passibles des mêmes influences et des mêmes affections pour qu'on ne puisse pas la rapprocher des cas de méningite cérébrale suppurée, complication admise, comme nous l'avons vu, de la pneumonie. Nous n'avons donc qu'à voir les explications qui ont été données dans ce cas par les auteurs qui se sont occupés de la question et qui ont observé et étudié ces accidents.

Verneuil croit à une sorte d'hyperémie passive, résultant d'une déplétion incomplète des veines du cerveau et des méninges ; quoique nous comprenions le mécanisme de cette gène circulatoire et que nous admettions, par conséquent, la possibilité de sa production, il nous paraît douteux qu'une simple stase veineuse puisse arriver à l'inflammation et à la suppuration, phénomènes actifs par excellence, étant donnée surtout la rapidité d'évolution que nous notons dans tous les faits observés.

Gübler admet une paralysie réflexe des vaso-moteurs. Il en est de même de Laveran, d'après qui le poumon enflammé agirait sur la circulation intra-crânienne par l'intermédiaire du grand sympathique cervical et déterminerait, par paralysie des vaso-moteurs, une congestion encéphalique, laquelle, aidée de certaines prédispositions individuelles, l'état général du sujet, par exemple, pourrait aboutir à l'inflammation.

Grisolle suppose une résorption purulente. Cette explication n'est guère plausible, car on aurait alors une infection généralisée ; et, dans tous les cas, cette pathogénie ne peut pas s'appliquer aux méningites développées dès les premiers jours ou dans les premières périodes de la pneumonie.

Pour le professeur Hugenin, la méningite peut être le résultat de petits caillots emboliques purulents, nés dans les veines pulmonaires. Mais si cette pathogénie était commune, il devrait exister souvent des abcès dans d'autres organes, car il est difficile d'admettre que les méninges aient seules le privilège de recevoir des embolies : or, ces faits n'ont pas été mentionnés.

Une opinion analogue est celle de Labadie-Lagrave, qui prétend qu'il s'agit d'une infection d'origine embolique, avec inflammation purulente consécutive ; l'embolie proviendrait d'un foyer de pneumonie suppurée, se mêlant au sang artériel. Cette théorie, qui se rapproche beaucoup de la précédente, est passible de la même objection.

Enfin, on a voulu faire de la pneumonie une maladie infectieuse : pour Sanders et Köhnhorn, elle serait produite par l'introduction, dans l'organisme, de germes infectieux que Klebs a décrits sous le nom de *Monas pulmonale*[1].

Pour Eberth[2], la méningite qui survient dans la pneumonie

[1] *Revue de Hayem*, 1882, tom. XX, pag. 520.

[2] *Id.*

n'est pas une complication intercurrente ; c'est un des éléments mêmes du processus morbide, qui est lui-même d'origine parasitaire. Il relate un cas de pneumonie accompagnée de méningite: à l'autopsie, il constata de nombreux diplococcus dans les espaces sous-arachnoïdiens, surtout au point d'entrée des vaisseaux dans la substance cérébrale. Les mêmes diplocoques se retrouvaient dans les poumons, et, plus abondants encore, dans la plèvre et dans les petites veines pulmonaires.

Comme on le voit, l'étiologie est, en somme, bien obscure. Quant à nous, nous ne voyons ici, comme pour la congestion, qu'une double localisation, qu'une double manifestation anatomique de la même maladie, de la même cause. Nous ne pouvons mieux faire que de rapporter ces quelques lignes de l'un de nos Maîtres, en les appliquant à notre cas.

Voici ce que dit M. Grasset à propos des paralysies pneumoniques :

« On les a d'abord considérées comme d'origine réflexe. Lépine et Landouzy n'admettent pas ce mécanisme et pensent qu'il faut surtout faire intervenir l'ischémie cérébrale par athérome artériel. Pour les expliquer, je rappellerai simplement que la pneumonie doit être considérée, non comme une maladie locale, mais comme une maladie générale localisée sur le poumon. Dès lors, rien d'étonnant à ce que cette affection générale puisse se localiser en même temps sur le cerveau (ou sur la moelle). Ce que nous appelons ici fluxion de poitrine peut se compliquer d'une fluxion de tête (ou du rachis), ou, plutôt, la même cause peut produire, isolément ou simultanément, la fluxion de poitrine et la fluxion de tête (ou du rachis).... Anatomiquement, la lésion produite ainsi dans le cerveau (ou dans la moelle) peut être purement circulatoire : d'où les autopsies négatives ; elle peut aussi, avec un appareil vasculaire plus mal disposé, aboutir

[1] Maladies nerveuses. Montpellier, 1881.

à un foyer de ramollissement ou d'hémorrhagie : d'où les autopsies positives. »

Pour que le mouvement fluxionnaire se localise ainsi sur la moelle ou ses enveloppes, il faut évidemment une certaine prédisposition chez le malade. Mais quelle est cette prédisposition ? Est-elle héréditaire ou acquise ? Est-elle sous l'influence du rhumatisme, de l'alcoolisme ? Ce sont autant de questions auxquelles il est encore impossible de répondre. Cependant nous serions assez disposé à accorder une certaine influence à l'hérédité, que nous voyons jouer un rôle dans la production de ces troubles cérébraux notés par Griesinger, pendant ou après la pneumonie.

CONCLUSIONS.

1° La pneumonie peut donner lieu à des paraplégies ou à des paralysies à marche ascendante et progressive, mais avec une prédominance marquée dans les membres inférieurs.

2° Ces paraplégies peuvent apparaître dans le courant ou pendant la convalescence de la pneumonie.

3° Elles peuvent être purement fonctionnelles, mais nous croyons que le fait est rare et que presque toujours elles sont sous la dépendance d'une lésion organique : congestion active ou passive, hydrorachis, œdème de la moelle, hémorrhagie ou inflammation, alors même qu'elles seraient survenues pendant la convalescence.

4° Partant de cette idée pathogénique, nous croyons qu'à une médication tonique, indispensable dans la période de convalescence, on doit joindre une médication révulsive du côté de la colonne vertébrale ; si la paraplégie se manifeste pendant la période aiguë de la lésion pulmonaire, c'est alors aux révulsifs et aux antiphlogistiques seuls que nous aurions recours.

www.ingramcontent.com/pod-product-compliance
Lightning Source LLC
LaVergne TN
LVHW050427160826
845677LV00002BA/580

9782329694351